ENQUÊTE MÉDICO-PSYCHOLOGIQUE

SUR LA SUPÉRIORITÉ INTELLECTUELLE

HENRI POINCARÉ

PAR

LE D' TOULOUSE

Médecin en chef de l'asile de Villejuif,
Directeur du Laboratoire de Psychologie expérimentale
à l'École des Hautes Études (Paris).

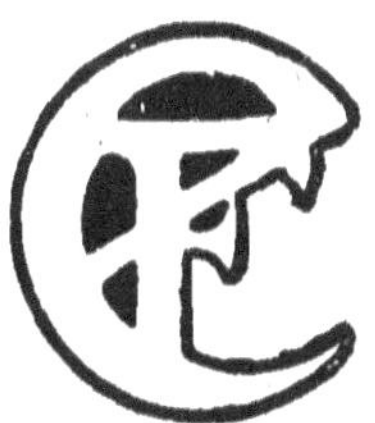

PARIS

ERNEST FLAMMARION, ÉDITEUR

26, RUE RACINE, 26

HENRI POINCARÉ

PRINCIPAUX OUVRAGES DU D' TOULOUSE

Enquête médico-psychologique sur la supériorité intellectuelle. In-18, Ernest Flammarion.

> Tome I. Introduction générale. Emile Zola.
> Tome II. Henri Poincaré.

Les Causes de la Folie. Prophylaxie et assistance. In-8°, Soc. d'Éditions Scientifiques (Épuisé).

Technique de Psychologie expérimentale. In-18, Doin (en collaboration avec N. Vaschide et H. Piéron).

ÉTUDES SOCIALES

Les Conflits intersexuels et sociaux. In-18, Fasquelle.

L'Art de vivre. In-18, Fasquelle.

Les Leçons de la vie. In-18, Librairie Universelle.
Edition pour la Jeunesse, in-18, Librairie Universelle.

Comment former un esprit. In-18, 10e mille, Hachette.

Comment se conduire dans la vie. In-18, Hachette (sous presse).

Paris. — L. Maretheux, imprimeur, 1, rue Cassette.

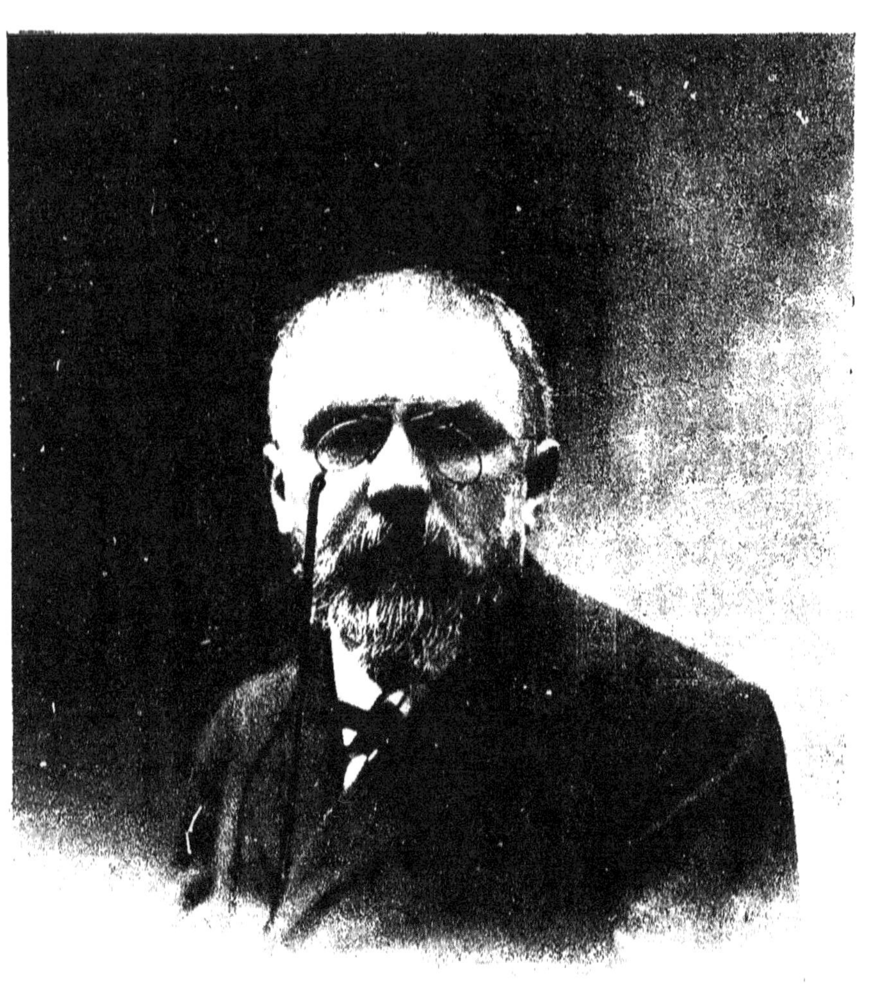

1907

ENQUÊTE MÉDICO-PSYCHOLOGIQUE

SUR LA SUPÉRIORITÉ INTELLECTUELLE

**

HENRI POINCARÉ

PAR

LE Dr TOULOUSE

Médecin en chef de l'asile de Villejuif.
Directeur du Laboratoire de Psychologie expérimentale
à l'École des Hautes Etudes (Paris).

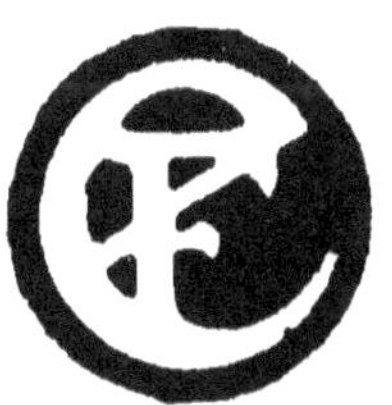

PARIS

ERNEST FLAMMARION, ÉDITEUR

26, RUE RACINE, 26

Cher Monsieur,

Je vous autorise très volontiers à publier les observations que vous avez faites sur moi.

Votre bien dévoué,

Romanes

Décembre 1909.

(Cet autographe est réduit.)

PRÉFACE

En 1895, — voici quinze ans, — je fis un projet
qui paraissait difficile à réaliser : examiner,
avec les méthodes de la clinique médicale et
des laboratoires de psychologie, les hommes
que leurs œuvres avaient révélés comme des
esprits supérieurs en tout ordre d'activité
mentale.

Le premier but que je me proposai était
d'élucider les rapports de la supériorité intellectuelle avec la névropathie : le génie est-il
une névrose? Et je soutenais — avec raison, il
me semble — que le seul moyen de voir un peu
clair dans une question où les opinions, pour
ne pas dire les préjugés, des auteurs tenaient

lieu de faits était de procéder, ainsi que dans toute étude scientifique, par voie d'observation directe. Examiner quelques hommes réputés pour leurs aptitudes intellectuelles, les soumettre à quelques expériences, me paraissaient le seul procédé rationnel de recherche, et constituer, même avec beaucoup de lacunes, même avec des moyens en des points défectueux, une méthode devant apporter immédiatement quelques connaissances positives.

Je fus assez heureux pour décider tout de suite plusieurs hommes éminents : Emile Zola, Berthelot, les sculpteurs Dalou et Rodin, le peintre Puvis de Chavannes, le musicien Saint-Saëns, les romanciers Edmond de Goncourt et Alphonse Daudet, le critique Jules Lemaître, et plus tard les écrivains Pierre Loti et Mallarmé, à servir de sujets pour ce travail. Des occupations absorbantes, certaines appréhensions, la maladie, la mort me privèrent de plusieurs de ces collaborateurs.

Je pus cependant faire des observations instructives, notamment sur Berthelot, au sujet
duquel je publiai quelques notes au moment
de son jubilé[1]. Mais je m'attachais à réaliser
deux observations, celles de Zola et de Dalou.

La première fut publiée en 1896[2]; elle
souleva de vives et longues discussions[3]. Parmi
les critiques, les uns s'adressaient à la méthode, les autres, à son application.

Quelques-uns se montrèrent opposés au fait
seul d'examiner en public un homme vivant.
La bonne réponse était faite par le concours
effectif d'hommes supérieurs, qui n'étaient
pas froissés par cette mise à nu de leur intelligence et de ses conditions physiologiques.
Animés par le désir de contribuer à une œuvre

---

1. E. Toulouse, *Notes biologiques sur M. Berthelot*, *Rev.
de Psychiatrie*, 1901, p. 368.

2. E. Toulouse, *Enquête médico-psychologique sur les rapports de la supériorité intellectuelle avec la névropathie.
1. Introduction générale. Emile Zola*, Paris, 1896.

3. Voir C. Lombroso, Emile Zola, d'après l'étude du
Dr Toulouse et les nouvelles théories sur le génie. *Semaine
médicale*, 1897, p. 1-5

de vérité, ils se plaçaient aisément au-dessus des petits sentiments d'amour-propre et se prêtaient à un examen qui, pour être utilisé, ne pouvait pas ne pas rendre publiques leurs personnalités.

D'autres me disaient : Vous ne pourrez rien savoir, parce que vos sujets ne vous diront que ce qui les avantagera. Ceux-là n'avaient pas lu ma première observation ; sinon, ils auraient compris que mon examen avait, par ses moyens, une valeur objective.

La plupart déclaraient que quelques faits ne pouvaient avoir aucune utilité. Mais la science est patiente. Avec le temps les cas de ce genre, recueillis par diverses personnes, formeront une riche matière d'études.

D'ailleurs, poser de cette manière la question c'est la mal voir. La science ne peut avoir un objet particulier, en tant qu'elle établit une loi, mais non en tant qu'elle la recherche. Un fait isolé, incapable de prouver une loi, est susceptible de suggérer une loi, un rapport, une hypothèse explicative. Ainsi, une seule observation est· susceptible d'éclairer grandement un problème. Ne ferait-elle qu'apporter un élément important de preuve, même seulement suggérer une hypothèse explicative féconde, qu'elle serait encore précieuse. Les non-savants seuls ignorent l'interdépendance de toutes les questions et la portée d'explication d'un petit fait bien observé dans un champ d'aspect étroit.

Il n'y a d'ailleurs pas de psychologie spéciale au génie. Il n'est qu'une psychologie ; les lois en sont communes à un imbécile et à un Aristote. Un esprit exceptionnel par un de ses mécanismes peut servir, comme fait grossi, à mieux comprendre l'intelligence moyenne. Les questions qu'il aidera à éclaircir n'ont parfois aucun rapport apparent avec le génie.

En revoyant mes notes déjà vieilles sur M. H. Poincaré, j'ai trouvé plus d'une suggestion heureuse pour des recherches de psychiatrie. L'instabilité de l'attention de M. H.

Poincaré et son influence sur les variations de la valeur de ses processus intellectuels apportaient de la lumière dans le problème de la confusion et de la démence, qui, à mon sens, domine aujourd'hui toute la pathologie mentale. D'autre part, ses procédés de création m'ont fait mieux comprendre comment se classent par l'attention les enfants arriérés. Aussi la diversité des points de vue que découvrent les observations de sujets exceptionnels m'a fait abandonner l'objet trop étroit que je m'étais tout d'abord proposé, — les rapports de la supériorité intellectuelle avec la névropathie, — et mon but actuel est la recherche des conditions de cette supériorité.

Une observation isolée peut donc être féconde pour les problèmes les plus proches comme pour les plus éloignés. A tous égards, elle est précieuse ; et Lombroso, qui dans son *Homme de génie* a rassemblé beaucoup de documents sur la supériorité intellectuelle, a montré le rare intérêt de tels documents en reproduisant dans ses parties essentielles ma longue observation d'Emile Zola.

Enfin, un argument qui fut souvent reproduit était celui-ci : Vos sujets ne vous suivront pas. Et l'interruption de mon enquête semblait justifier cette prévision.

En vérité, mon silence avait une autre cause. Après la publication de l'observation de Zola, je voulais perfectionner les méthodes d'examen psychologique ; et durant près de dix années je travaillai avec mes collaborateurs, au Laboratoire de Psychologie expérimentale de Villejuif, pour cette œuvre de première et générale nécessité. Cet effort a été fécond et a apporté à la recherche psychologique un instrument d'analyse systématique que nous avons exposé dans notre *Technique* [1]. Ce travail s'est poursuivi jusqu'à ce jour et, grâce au concours dévoué de M. H. Piéron, une technique plus complète, plus précise, plus adaptée à l'expé-

---

1. TOULOUSE, VASCHIDE et PIÉRON, *Technique de psychologie expérimentale*, 1904, Paris.

rience, a pu être mise au point. Voilà un résultat indirect de cette enquête.

C'est alors que, me sentant mieux armé, j'ai voulu reprendre mes études. L'observation de Dalou était terminée; mais la mort du sculpteur créait certaines difficultés à sa publication, que je pense cependant pouvoir faire dans quelque temps.

Au moment où je travaillais avec Dalou, je fus assez heureux pour décider M. Henri Poincaré à se prêter à mon examen; et son observation fut prise en même temps (en 1897). Mais mes méthodes avaient évolué. Elles étaient devenues plus précises en même temps que personnelles[1]. L'expérimentateur aurait désiré tout revoir. Cependant il fallait compter avec la fatigue du sujet; et je dus renoncer à ce contrôle qui aurait pu nous mener l'un et l'autre fort loin.

[1]. Je m'étais servi surtout de tests que MM. A. BINET et V. HENRI venaient de publier dans leur mémoire : La psychologie individuelle, *Année psychologique*, 1896, p. 411 et s.

Quand je relus ces notes après une longue interruption, je fus frappé de l'imperfection des méthodes que j'employai. Et pendant de longs mois, des années, j'ai hésité à publier une observation que je ne prendrais plus de cette manière. Je ferais porter mon examen surtout sur les fonctions supérieures, telles que je les comprends maintenant, et je réduirais à peu la part faite aux autres.

Mais les raisons générales qui justifiaient mon enquête légitimaient toujours la publication de cette observation ancienne. Avec ses défauts, elle restait un fait dont plusieurs données pouvaient servir à éclairer plus d'un point de psychologie.

Les expériences ne répondaient plus aux desiderata actuels; mais elles présentaient cet avantage d'avoir servi à trois sujets — Zola, Dalou et Poincaré — et de fournir ainsi des comparaisons instructives — ce que j'ai pu faire dans ce livre.

Or, dans ces derniers temps, sous l'influence

de recherches de psychiatrie, je suis arrivé à mieux comprendre le grand intérêt de cette observation. En l'étudiant à nouveau, j'ai vu trois choses que je voyais mal auparavant :

1° A un point de vue général, l'observation de M. H. Poincaré montre nettement que, à côté de l'activité mentale volontaire, de forte conduction, clairement consciente, — qui m'apparaissait comme le type de l'activité supérieure, — il y avait une autre activité spontanée, moins consciente, qui, peut-être inférieure pour la vie pratique, semblait supérieure pour la vie spéculative, et qu'il était, en définitive, difficile de hiérarchiser ces deux modes ;

2° Au point de vue particulier du génie, de l'invention, elle est un cas remarquable du génie-aptitude, du don, que présente au plus haut point M. H. Poincaré, et qui s'oppose au génie volontaire, fait d'efforts pleinement conscients et méthodiques ;

3° Enfin le cas de M. H. Poincaré — dont

l'activité spontanée prédominante est proche de certains états de confusion par le processus interne et lui donne au dehors cet air habituel d'absence, de distraction — manifeste vivement comment les rapports du génie et de la folie ont pu se poser dans la foule comme chez les spécialistes.

C'est ainsi que je me suis décidé à publier[1] l'observation de M. H. Poincaré.

En travaillant cette nouvelle observation, je me suis félicité d'avoir attendu longtemps, parce que j'en ai tiré, tout au moins personnellement, plus d'enseignement que je ne l'aurais pu au moment où je l'ai entreprise.

Pour cette observation, comme pour celle de Zola, j'ai eu des aides précieuses : le Dr Manouvrier, professeur à l'École d'anthropologie, a fait les mensurations anthropologiques ; le Dr Philippe a pris les temps de réaction ; les

---

1. Un résumé de cette observation, incorporé dans ce livre, a paru dans la *Semaine médicale* (23 mars 1910).

Drs Bonnier et Sauvineau ont pratiqué : le premier, l'examen des oreilles ; le second, celui des yeux.

Avril 1910.

CHAPITRE PREMIER

HÉRÉDITÉ[1]

M. H. Poincaré est né le 29 avril 1854, à Nancy.

1. LIGNE PATERNELLE. — Le père était né le 25 août 1828. Il avait vingt-six ans à la naissance de son fils; il était d'une constitution robuste et d'une taille moyenne ($1^m,62$ environ). Quand il mourut, à soixante-quatre ans, il était diabétique depuis dix ans environ. Une chute avait aggravé son mal dans les derniers

1. Ce chapitre a été rédigé d'après les renseignements donnés par M. Poincaré.

temps de sa vie. Professeur à la Faculté de médecine de Nancy, il fut un esprit distingué et fit, entre autres travaux, des études de neurologie [1] en un temps où ces recherches étaient poursuivies par un petit nombre de savants. Il n'était pas doué pour les mathématiques. Un des caractères de son organisation psychique était une mémoire visuelle d'une grande intensité ; il pouvait se rappeler des scènes anciennes avec leurs images et leurs couleurs. Il est intéressant de noter à ce propos que — nous le verrons plus loin — M. H. Poincaré n'est pas visuel.

Le *grand-père*, né à Neufchâteau, est mort en 1865, à soixante-douze ans, d'une affection vésicale. Il était pharmacien. Il a laissé dans la famille le souvenir d'une intelligence fine et vive.

La *grand'mère* est morte âgée de plus de 80 ans, à la suite de l'hiver 1879.

1. POINCARÉ, *Leçons sur la Physiologie normale et pathologique du système nerveux*, Paris, 1873-1877, 3 vol. in-8°.

Un *oncle*, Antoni Poincaré, né en 1828, est inspecteur général honoraire des ponts et chaussées; il a écrit des travaux sur la météorologie. Il eut deux fils. L'un Raymond (né en 1860), avocat, sénateur, qui devint, tout jeune, ministre et fut élu à l'Académie française; il a montré une réelle supériorité intellectuelle au Parlement et au Palais. L'autre, Lucien (né en 1862), est Inspecteur général de l'Enseignement secondaire pour la Physique. C'est un esprit très lucide, bien doué pour l'enseignement.

Il existe aussi une *tante* qui eut deux filles.

2. LIGNE MATERNELLE. — La mère est née le 6 février 1830. Elle avait vingt-quatre ans à la naissance de son fils. Elle est morte à soixante-sept ans, en 1897, au cours d'un rhumatisme articulaire. De taille plutôt au dessous de la moyenne, mais de constitution solide, elle paraissait avoir un tempérament arthritique. M. H. Poincaré ressemble à sa

mère par plusieurs caractères de son organisation physique.

Le *grand-père*, né en 1807, est mort à soixante-sept ans d'une affection hépatique. A la suite d'une chute survenue dans sa jeunesse, il avait eu une diminution de l'ouïe. Il vécut renfermé en lui-même et mena toute sa vie l'existence de propriétaire rural. Il passait pour avoir l'esprit fin.

La *grand'mère* naquit en 1807. Elle est morte à l'âge de soixante-quatorze ans, d'une typhlite. Elle manifesta dans l'administration de ses biens des qualités exceptionnelles. Elle avait le calcul de tête très aisé; et son petit-fils a reconnu en elle un réel don de mathématiques qui n'a pas trouvé les conditions propres à son complet développement.

Une *tante* maternelle a eu une fille et un fils. Ce dernier est devenu inspecteur général de l'agriculture et a fait diverses expériences agricoles intéressantes.

Il faut encore signaler deux *oncles* : l'un a

vécu à la campagne, l'autre a été officier et est devenu percepteur à Lunéville.

3. Collatéraux. — M. H. Poincaré n'a qu'une sœur, sa cadette de peu d'années, qui est très intelligente. De son mariage avec M. Boutroux, professeur à la Faculté des Lettres de Paris, elle a eu trois enfants, dont deux filles et un fils. Celui-ci, Pierre Boutroux, né en 1880, licencié ès lettres et docteur ès sciences, publia, à l'âge de vingt ans, des notes sur des mathématiques supérieures dans les *Comptes Rendus de l'Académie des Sciences*; il est actuellement maître de conférences de mathématiques à l'Université de Montpellier et fut chargé au Collège de France des Conférences de Mathématiques de la fondation Pécot (conférences confiées pendant un ou deux ans à un jeune mathématicien de moins de trente ans).

4. Descendance. — M. H. Poincaré s'est marié en 1881, à l'âge de vingt-sept ans. Il a

quatre enfants, trois filles, nées en 1887, 1889 et 1891, et un garçon, né en 1893, qui jouissent d'une bonne santé. La fille aînée a des aptitudes littéraires accusées et se montre plutôt éloignée des sciences. Pour les trois autres, ce serait le contraire.

De ces brefs renseignements, il ne ressort pas l'existence de tares pathologiques graves. Le tempérament familial paraît même robuste et résistant. Il est de nature généralement arthritique et rhumatisant ; on a indiqué des relations entre ce tempérament et le tempérament nerveux.

Au point de vue psychologique, il faut noter que plusieurs des sujets mâles de la famille de M. H. Poincaré ont fourni une brillante carrière sociale. Même en faisant la part des facilités offertes à chaque membre par des parents arrivés à un poste important, il faut supposer l'existence de qualités intellectuelles et morales ayant permis à l'individu de profiter de cet avantage.

Il est bon de signaler encore que M. H. Poincaré paraît ressembler à sa mère et à sa grand'mère. Comme on l'a remarqué souvent et notamment en pathologie, l'hérédité en ligne maternelle est prédominante, ce qui serait le cas ici. Il semble même, si l'on considère les facultés mathématiques de la grand'mère, qu'il y ait eu une transmission des qualités intellectuelles de même ordre. Ceci serait encore confirmé par le cas du fils de sa sœur, M. Pierre Boutroux, dont les aptitudes mathématiques sont remarquées. Il convient de relever, d'autre part, que l'oncle paternel a été un élève brillant de l'Ecole polytechnique et a eu un fils qui s'est fait un nom en physique.

Ce fait doit être rapproché de ceux rapportés par M. Ribot [1] concernant des familles de savants et d'artistes dont plusieurs membres ont manifesté les mêmes qualités intellectuelles.

---

1. Th. Ribot : *l'Hérédité*, 1873.

CHAPITRE DEUXIÈME

DÉVELOPPEMENT[1]

M. H. Poincaré aurait commencé à parler à neuf mois. Il ne fut pas atteint de convulsions infantiles.

A cinq ans, il eut une diphtérie grave avec paralysie du voile du palais et de la paraplégie qui persista durant trois mois environ. Pendant deux mois à la suite de cette paralysie, il présenta des difficultés de prononciation. M. H. Poincaré se rappelle bien cette maladie et notamment qu'il ne pouvait pas avaler et que

1. Ce chapitre a été rédigé d'après les renseignements donnés par M. Poincaré.

les aliments refluaient par le nez. Pendant une ou deux années après cette infection, il ressentit des vertiges pour descendre les escaliers. Il conserva pendant assez longtemps une certaine faiblesse générale. D'autre part, on peut se demander si la maladresse que M. Poincaré a manifestée n'est pas rattachable à cette cause. On ne nota pas de changement sensible dans son intelligence avant et après la diphtérie. Avant son invasion, il connaissait à peine les lettres et l'assemblage des syllabes.

Pour terminer l'histoire pathologique, il faut noter, à 32 ans, une atteinte légère de rhumatisme articulaire. Les genoux furent enflés. Le malade resta alité durant quinze jours environ. Dès le début, il prit du salicylate de soude, qui arrêta peut-être l'évolution de la maladie. Malgré cela, il y eut quelque retentissement du côté du cœur. Après cette attaque rhumatismale, il ressentit une grande fatigue qui dura deux mois.

Avant cette atteinte, il avait présenté aux

genoux, tantôt à l'un et tantôt à l'autre, de l'arthrite sèche (craquements, gêne), qui rendait assez pénible la marche. Après la crise aiguë de rhumatisme, les signes d'arthrite sèche disparurent.

Au point de vue physique, il faut noter qu'il fut plutôt maigre jusqu'à 28 ans, époque de son mariage; à ce moment, il commença d'engraisser un peu. Sa croissance parut normale.

A six ans, il savait lire et probablement écrire; il croit se rappeler qu'il apprit facilement à compter.

Ce fut un maître particulier qui lui donna les premières notions de calcul. Il y prit tout de suite goût.

Il fut instruit dans les matières primaires par un maître particulier. C'est bien préparé qu'il entra, en octobre 1862, au lycée de Nancy. Il avait huit ans et demi et fut placé en neuvième.

Au lycée, il suivit régulièrement la filière. Il

eut tout le temps des succès scolaires, en mathématiques et dans toutes les matières littéraires et scientifiques, sauf toutefois en écriture, en dessin et en récitation classique. Il apprenait cependant facilement ses leçons; mais il oubliait peut-être assez vite. En outre, il travaillait régulièrement, et pour les concours de récitation les coups de collier sont indispensables. M. Poincaré pense qu'il était laborieux comme la moyenne de ses camarades; mais il apprenait plus vite. Il étudiait seul et sans maître particulier.

Sa précocité fut réelle pour tout ce qui n'exige que l'application de l'intelligence, moins pour ce qui nécessite l'intervention des sens et en particulier du sens musculaire.

Il a appris facilement les langues, d'abord les langues mortes, qui l'ont aidé pour les autres. Il lirait encore maintenant le latin.

Il a appris l'allemand au lycée. Dans sa famille, on ne parlait pas allemand. Il s'est perfectionné dans cette langue pendant la guerre et aussi au cours d'un séjour de trois mois qu'il fit en Autriche en 1877.

Vers quinze ans, il a étudié l'anglais. Étant allé en Angleterre une journée, il s'essaya à lire les affiches à l'aide des mots allemands. A son retour, il se mit à apprendre méthodiquement l'anglais, suivit — plus tard — le cours d'anglais à l'École des mines. Il s'est habitué à causer anglais en Norvège, où il séjourna durant six semaines. Les Norvégiens parlaient lentement l'anglais, ce qui l'aida beaucoup.

Sans avoir jamais étudié la grammaire italienne, il a pu facilement lire l'italien scientifique.

Jamais il n'aurait pu apprendre de phrases de langues étrangères par le son seul. Il devait s'aider du sens. Il est arrivé à comprendre et à parler très suffisamment ces langues; mais il y a un contraste entre la facilité avec laquelle il a appris à les lire et la difficulté qu'il a longtemps éprouvée à les comprendre à l'audition. C'est d'ailleurs un fait général pour les langues étrangères qu'on apprend d'abord par la lecture avec un cerveau déjà intellectualisé.

Entre la huitième et la quatrième, il se sentit attiré par les sciences physiques et les sciences naturelles. Mais son don de mathématicien se révéla de bonne heure; et en quatrième, il se mit à lire des ouvrages de mathématiques spéciales. Il est à noter qu'il présenta dès l'enfance une grande facilité pour le calcul mental.

Son aptitude mathématique l'orienta vers une carrière scientifique et le décida à se présenter à l'École polytechnique. Mais il fit la rhétorique parce qu'il voulait — d'accord avec ses parents — avoir une éducation littéraire complète. Puis il resta une année dans la classe de mathématiques élémentaires et fit une année de spéciales; après quoi il fut reçu en 1873 à l'École.

Au lycée, il se montra discipliné, d'un caractère doux; plutôt gai, mais fuyant les jeux turbulents, prenant part quelquefois aux barres.

Il était surtout distrait; mais on ne le punissait pas parce qu'il était un excellent élève.

Il resta toute sa vie distrait. Un jour, il mettait à la poste une enveloppe contenant une feuille de papier à lettre blanche. Une fois, au cours d'un voyage en Hongrie, il mettait son drap de lit dans la malle à la place de sa chemise. Une autre fois, raconte M. Frédéric Masson dans sa réponse au discours de réception de M. Poincaré à l'Académie française, à la promenade, M. Poincaré s'aperçoit tout à coup qu'il avait à la main une cage en osier. Très surpris, et ne pouvant expliquer comment il détenait cet objet, il revient sur ses pas et retrouve l'étalage du vannier où, machinalement, il avait pris et emporté cette cage. Sa distraction était si connue dans sa famille que, rapporte M. Fr. Masson, sa mère cousait des grelots à son portefeuille pour que le bruit de la chute éveillât son attention.

M. Poincaré ne trouve rien de particulier à

signaler sur l'influence de l'éducation — milieu, maîtres, lectures. Il lut de bonne heure des livres de vulgarisation scientifique, plus tard des livres plus sérieux. Il aimait l'histoire. Il prenait grand plaisir à entendre de la musique, apprit même à jouer du piano ; mais il aurait été incapable, pense-t-il, d'être un bon exécutant, quand même il s'y serait appliqué. Il fréquentait beaucoup dans le monde universitaire, ce qui tenait en éveil sa vive intelligence.

Il fut reçu le premier à l'École polytechnique. Il en sortit avec le n° 2.

Durant les deux années réglementaires, il commença des travaux mathématiques, publiés dix ans plus tard sous le titre : *Sur un théorème de M. Fuchs.*

Il entra à l'École des mines où il resta trois ans. Pendant ce temps, il passa sa licence et fit sa thèse de doctorat ès sciences mathématiques sur les « propriétés des fonctions définies par les équations aux dérivées partielles ». Le sujet lui vint à la suite de la lecture du mémoire de Briot et Bouquet du trente-sixième cahier du *Journal de l'École polytechnique*.

Nommé à Vesoul, en avril 1879, comme ingénieur des mines, il y resta jusqu'en décembre 1879, puis fut envoyé à Caen, comme chargé de cours à la Faculté des Sciences, dans la chaire d'analyse. Il avait toujours pensé chercher à se faire envoyer comme ingénieur dans une ville de Facultés et y demander une maîtrise de conférences. A la suite de son doctorat, on lui offrit un cours à Caen, où la place d'ingénieur n'était pas vacante. Il se fit mettre en service détaché comme ingénieur.

En octobre 1881, par permutation avec M. Lemonnier, qui alla à Caen, il fut appelé à Paris, comme maître de conférences (chaire d'analyse), et y resta jusqu'en février 1885. Ensuite, il fut nommé chargé des cours de mécanique et de physique expérimentale jusqu'en août 1886, où il fut titularisé.

Il devint ensuite professeur et occupa la chaire de physique mathématique en août

1886 jusqu'en octobre 1896. A ce moment, M. Tisserand, titulaire du cours de mécanique céleste, mourut. M. Poincaré avait alors parcouru tout le programme de son cours; et, bien que la chaire de physique mathématique offrait un champ plus vaste, il prit la chaire de mécanique céleste, pour laquelle personne ne semblait qualifié.

Il fut élu le 31 janvier 1887 à l'Académie des Sciences, à l'âge de trente-deux ans. Il semble que ses travaux sur les fonctions fuchsiennes, sur les figures d'équilibre d'un fluide en rotation furent ceux qui furent le plus invoqués en faveur de son élection.

Cette histoire amène quelques réflexions.

Le développement physiologique m'est peu connu. Dans ce que l'on sait, il ne semble pas qu'il y ait eu des particularités importantes.

Le développement psychique offre certains points remarquables. L'intelligence se manifesta tout de suite comme vive, sans qu'il paraît y avoir eu de précocité anormale. Il est entré au lycée à huit ans et demi, en neuvième, alors qu'en son temps les élèves bien doués de cet âge étaient généralement placés en huitième. Mais, une fois dans le cycle des études, il se révéla très compréhensif dans la plupart des facultés. De bonne heure, — comme c'est l'ordinaire, — il montra une grande aptitude pour les mathématiques, lisant en quatrième des ouvrages de spéciales. Il fut donc sur ce point précoce, mais nullement partiel, ainsi que d'autres génies mathématiques se montrèrent.

Cette vive intelligence fut de bonne heure appliquée; et c'est là un autre fait à retenir. M. Poincaré fut un fort en thème. Les mathématiques, qui réclament, plus que les autres sciences, une forte aptitude, exigent aussi une continuité de labeur. Il faut les comprendre. Tandis qu'en art, un individu inintelligent et peu cultivé peut, avec un don puissant, créer des formes nouvelles et plaire.

Il semble que le milieu où le sujet fut élevé

a facilité l'heureuse application de ses aptitudes et contribué à façonner son caractère discipliné. Au point de vue social, la famille appartenant à la bourgeoisie intellectuelle, M. H. Poincaré a été élevé dans un milieu cultivé, laborieux, où l'exemple du travail sollicitait l'activité personnelle. Il y a trouvé l'aide pécuniaire et morale de parents arrivés à une situation distinguée.

L'aptitude mathématique devait le conduire à l'une des grandes écoles de sciences, par exemple à l'École polytechnique.

M. H. Poincaré est arrivé à l'Institut à l'âge de trente-deux ans. Son cas est assez fréquent dans l'histoire des mathématiciens célèbres, qui sont la plupart entrés jeunes à l'Académie des Sciences. Arago fut nommé à vingt-trois ans; Geoffroy Saint-Hilaire fils, à vingt-sept ans; Fay, à trente-trois ans; Tisserand, à trente-trois ans, Bertrand, à trente-quatre ans. C'est que les mathématiciens n'ont pas comme les expérimentateurs à apprendre un métier. M. H. Poincaré pense aussi que les sciences mathématiques sont mieux enseignées dans les établissements secondaires que les autres sciences.

Au point de vue pathologique, j'ai noté un tempérament arthritique, rhumatismal et de la dysurie émotive. La diphtérie a été une grave infection qui a pu modifier le système nerveux. Ce fait est à rapprocher des cas d'accidents observés dans l'enfance d'hommes supérieurs. J'ai relevé dans l'histoire de M. Berthelot un traumatisme grave du crâne.

CHAPITRE TROISIÈME

EXAMEN ET VIE PHYSIQUES[1]

M. H. Poincaré est un homme de taille ($1^m,65$) et de corpulence (70 kilos environ avec vêtements) moyennes, voûté, le ventre un peu proéminent.

La face est colorée, le nez gros et rouge. Les cheveux sont châtains et la moustache blonde. La pilorité est développée.

Voici les principales mesures prises par le Dr Manouvrier. On pourra les comparer avec

---

1. Il est bon de rappeler que l'observation a été prise 1897. M. H. Poincaré avait alors 43 ans.

d'autres mesures qui figurent dans le tableau suivant :

	POINCARÉ	MOYENNES[1]	ZOLA	DALOU
	millim.	millim.	millim.	millim.
Diamètre antéro-postérieur maximum .	196	190,6	191	190
Diamètre antéro-postérieur métopique.	193	187,6	189	187
Diamètre transverse maximum.	165	154,4	156	152
Diamètre vertical . .	137	134,0	143	130
Indice céphalique . .	84,2 (Brachycéphale)	»	81,6 (Brachycéph.)	80 (Brachycéph.)
Diamètre frontal minimum	112	»	103	98
Diamètre bizygomatique	142	142	146	134
Taille debout	1^{m}651	1^{m}655[2]	1^{m}705	1^{m}621
Taille assise.	1^{m}05			
Largeur des épaules .	364			
Diamètre bi-acromial.	360			

M. H. Poincaré est donc, pour le volume du crâne, nettement supérieur à la moyenne et aussi

1. On trouvera dans le tome I de mon *Enquête médico-psychologique*, I. *Emile Zola*, p. 98, la manière dont j'ai établi les moyennes.

2. D'après M. A. Bertillon, cette moyenne pour les hommes de quarante-cinq à cinquante-neuf ans, ne serait que de 1^m,622.

à Dalou et à Zola (sauf pour le diamètre vertical).

Les mains gantent du 7 3/4 et le pied chausse à l'aise du 42.

La pression de la main donne au dynamomètre Régnier 39° pour la main droite et 36° pour la main gauche. Ce sont des pressions moyennes pour un homme qui n'exerce pas ses muscles.

Le système circulatoire paraît en bon état, malgré quelques malaises. Le sujet peut monter un escalier et marcher vite sans être incommodé. Il sent de temps à autre des intermittences, dont il s'est aperçu en tâtant son pouls une fois qu'il avait une douleur du côté du cœur. Quand il est au lit et qu'il ne dort pas, il perçoit ses intermittences et il les recherche en touchant sa carotide. Il a remarqué qu'il en avait exclusivement lorsqu'il était couché; c'est probablement que, dans cet état de repos, il a davantage conscience des mouvements de son cœur. Il en ressent davantage quand il a une mauvaise digestion. Ces phénomènes occupent M. Poincaré, mais ne paraissent pas l'inquiéter. Le pouls que j'ai pris était de 76 à la minute. D'après M. Poincaré, il serait habituellement de 72 [1].

Le pouls capillaire constaté avec le pléthysmographe de Hallion et Comte est très visible. La tension artérielle prise à la radiale, avec le sphygmomètre de Bloch, est de 800 grammes.

L'alimentation se répartit ainsi : petit déjeuner à 8 heures, déjeuner à midi, dîner à 7 heures. Il n'y a pas d'autres repas que ceux-là, qui sont réguliers. L'appétit est moyen, et la nourriture est plutôt carnée. Un quart de litre de vin par jour et pas de liqueurs habituellement. Du café au petit déjeuner et à midi, mais pas le soir pour ne pas provoquer d'insomnie. Il prend souvent en hiver une tasse de thé dans la journée.

---

1. En 1910, le nombre des pulsations était un matin à 10 heures de 64 par minute. Les intermittences avaient disparu pendant un an ou deux il y a trois ou quatre années; puis elles sont revenues. Le nombre varie de plusieurs par minute ou par heure, selon les périodes.

La sensation de la digestion dure deux à trois heures, avec impression de gonflement, surtout le soir. Le sommeil est fréquemment troublé par ces troubles digestifs.

Pendant la digestion, **M. H. Poincaré** pourrait difficilement se livrer à des travaux intellectuels importants, et il sort tout de suite après le déjeuner. Mais il ne s'allonge pas après le repas, bien qu'il supporte cette situation sans inconvénients.

Il ne fume pas et n'a jamais essayé, n'ayant pas éprouvé de curiosité pour le tabac.

Il ne paraît pas être frileux ni beaucoup plus sensible au froid que les autres. Toutefois, il est sujet aux rhumes et aux coryzas.

La transpiration survient facilement; ordinairement, les mains ne sont pas moites et restent froides.

Il aime marcher et peut faire volontiers 15 kilomètres, paraissant être d'une résistance moyenne à la fatigue physique. Il n'a jamais fait d'exercices musculaires méthodiques.

Enfin, M. H. Poincaré n'est pas sujet aux migraines ou autres maux de tête, ce qui est important pour un homme d'études.

Il se couche ordinairement à 10 heures et se lève à 7 heures. Il ne dort pas la fenêtre ouverte.

CHAPITRE QUATRIÈME

EXAMEN PSYCHOLOGIQUE[1]

I

SENSATION ET MOUVEMENT

Deux sens, l'ouïe et la vue, ont été étudiés.

1. AUDITION. — Le sens de l'audition a été examiné par le Dr Pierre Bonnier, qui a rédigé la note suivante :

« *Oreille droite*. — L'orientation et les dimensions du pavillon sont normales, c'est-à-dire

1. Il convient de rappeler que les expériences psychologiques ont été faites, il y a 13 ans, avant la mise au point de la technique systématique que nous avons exposée ultérieurement. (TOULOUSE, VASCHIDE et H. PIÉRON, ouvr. cité.)

que le grand axe du pavillon est de la même longueur que le nez et lui est exactement parallèle. L'inclinaison du pavillon est également convenable et moyenne et ses plis sont fortement accentués. L'hélix est ourlé et épais, le tubercule de Darvin, peu apparent. L'anthélix se bifurque à sa partie supérieure et isole une fossette scaphoïde profonde. Le lobule est rond et libre, le tragus, simple. Les plis prætragiens sont prononcés et il existe même des rides descendant de la racine de l'hélix vers la joue.

« Le méat est petit, le conduit sinueux, et le cérumen s'y montre en quantité moyenne. Le tympan, légèrement rétracté, est opaque à sa partie centrale; le manche du marteau est un peu saillant et son inclinaison est normale.

« La manœuvre tubo-tympanique, à l'auscultation, s'entend mal et la trompe semble ne s'ouvrir que faiblement; elle reste souvent fermée pendant plusieurs déglutitions consécutives.

« L'audition a été mensurée de la façon suivante[1] : Un tube otoscopique unissant le méat du sujet à celui de l'observateur, celui-ci applique au milieu du tube le pied d'un gros diapason vibrant; de cette façon, l'oreille de l'observé et celle de l'observateur reçoivent la même quantité sonore. Celle-ci décroissant régulièrement quand l'un des deux cesse d'entendre, l'observateur compte pendant combien de secondes l'autre continue d'entendre. Cette recherche est reprise plusieurs fois jusqu'à ce qu'un chiffre moyen puisse être fixé. Dans ce cas, et par son oreille droite, M. H. Poincaré cessait d'entendre 25 secondes environ avant l'observateur. Ce dernier, par un grand nombre d'observations analogues qui lui ont donné des valeurs positives et négatives, selon que les sujets observés entendaient plus ou moins que lui, et n'opérant que sur des oreilles

1. Depuis l'époque où cette mensuration a été effectuée, M. Bonnier a proposé un procédé acoumétrique plus précis au moyen d'un diapason étalon et d'une méthode optique.

pouvant être considérées comme bonnes et normales, ce dernier a établi une moyenne physiologique en retranchant la somme des valeurs négatives de celle des valeurs positives, divisant ensuite par le nombre des observations, et obtenu ainsi la valeur de l'audition moyenne physiologique par rapport à la sienne propre. En renversant le signe de cette valeur, il a pu se reconnaître à lui —20 secondes comme valeur auditive rapportée à cette moyenne. En ajoutant cette valeur à celle que présentait M. H. Poincaré par rapport à lui, il obtient —45 secondes, qui représentent la valeur auditive de l'oreille droite par rapport à la moyenne physiologique.

« En faisant vibrer le diapason sur l'apophyse mastoïde, il s'est trouvé que M. H. Poincaré cesse de l'entendre 15 secondes avant l'observateur, qui l'applique sur son apophyse mastoïde dès que le sujet ne l'entend plus. Par un calcul analogue, l'audition solidienne, cranio-tympanique de l'oreille droite est évaluée à

— 30 par rapport à la moyenne physiologique.

« Pour les sons aigus, mesurés par le sifflet de Galton (de Koenig), on obtient 2,1.

« En recherchant avec quelle précision l'oreille droite oriente la direction du son, l'oreille gauche étant bouchée et les yeux clos, on constate que l'orientation objective de l'oreille droite est extrêmement mauvaise, ce qui correspond assez bien à l'état défectueux du tympan et de l'oreille moyenne.

« Le diapason vibrant sur le vertex se fait plus entendre à droite (signe de Weber).

« *Oreille gauche.* — L'orientation et les dimensions sont normales et l'oreille droite est tout à fait semblable à la gauche. Les plis prætragiens sont tout aussi marqués. Le lobule est un peu moins arrondi.

« Le tympan est plus opaque, ne luit pas, est rétracté vers le haut. Le manche du marteau est moins saillant et plus oblique.

« La manœuvre tubo-tympanique est normale.

« Audition aérienne : — 75.

« Audition cranio-tympanique : — 25.

« Sifflet de Galton : 2,3.

« L'orientation est normale dans la moitié supérieure du champ auditif, mauvaise dans le bas.

« Aucun bourdonnement, même dans l'effort ou l'inclinaison forcée.

« Le sens ampullaire ou sens des attitudes ne montre ni insuffisance ni irritation. En effet, non seulement M. H. Poincaré se maintient parfaitement en équilibre les yeux fermés et les pieds joints (signe de Romberg); mais après avoir fait rapidement un tour sur lui-même, il maintient parfaitement la station d'équilibre dans les réactions vertigineuses de Purkinje.

« En résumé, l'audition est défectueuse pour les sons graves, surtout à gauche et surtout pour l'audition aérienne; mais l'audition solidienne et cranio-tympanique est meilleure à droite. La perception des sons aigus est normale. Cette surdité est liée à l'état des parties tympaniques, à la rétraction et à l'ankylose relative des osselets. Elle appartient exclusivement à l'appareil de transmission extra-labyrinthique, car il n'y a aucun signe d'insuffisance labyrinthique ni de rupture de compensation. Les lésions dès deux appareils tympaniques ne sont pas de même nature, semblent plus anciennes à gauche. »

2. Vision. — Ce sens a été examiné (en 1897) par le Dr Sauvineau, qui a rédigé la note suivante :

« Les sourcils sont blonds, implantés irrégulièrement ; longs et broussailleux vers la tête du sourcil, ils sont courts et rares dans le tiers externe.

« Les cils sont longs et bien fournis, surtout à la paupière supérieure.

« L'ouverture palpébrale est normale ; mais les paupières sont agitées de mouvements de clignement, vifs et répétés. Nous en avons compté 40 à 45 par minute. Ce nombre augmente par la fatigue ou sous l'influence d'une émotion.

« Les globes oculaires, légèrement en divergence, possèdent leurs mouvements normaux, mais, de même que les paupières, ils sont agités de fréquents mouvements. Il est presque impossible d'obtenir la fixation du regard.

« La conjonctive, la sclérotique, la cornée ne présentent rien de particulier. Les iris, très pigmentés, sont brun foncé. Les pupilles sont égales, placées bien au centre de l'iris, et réagissent normalement à la lumière et à l'accommodation.

« Le fond de l'œil est normal de chaque côté, sauf, à gauche, une très petite tache d'atrophie choroïdienne en bordure de la papille optique.

« M. H. Poincaré est myope. La myopie axile est faible, — 2 dioptries à droite, — 3 à gauche. Il n'y a pas d'astigmatisme, mais le chiffre de a myopie est presque doublé par un spasme de l'accommodation.

« M. H. Poincaré, en effet, s'est contenté

jusqu'en 1885 d'une vision défectueuse, et seulement alors a commencé à porter des verres, pris au hasard. Après les avoir portés d'abord pour la vision des objets éloignés, il a pris peu à peu l'habitude de porter constamment, et par conséquent pour le travail de près, des verres de — 3,50 dioptries. Ces conditions défectueuses de vision ont déterminé une contracture très marquée de l'accommodation; car tandis que la kératoscopie et l'examen à l'image droite indiquent, pour la myopie axile, les chiffres cités plus haut, c'est-à-dire 2 diopt. à droite, et 3 à gauche, les verres concaves de ces numéros ne donnent qu'une vision défectueuse, 2/10 à droite, 15/100 à gauche. Avec les verres de — 3,50 que porte habituellement M. H. Poincaré, la vision devient 6/10 à droite, 2/10 à gauche, c'est-à-dire, qu'avec ces verres, le spasme de l'accommodation, ou si l'on préfère la myopie supplémentaire, fonctionnelle, est corrigée à droite (1 Die 50) et très peu à gauche (0 Die 50). Encore ne l'est-elle pas entièrement à droite. Avec — 4 Dies, en effet, la vision de l'œil droit arrive à 8/10. Quant à l'œil gauche, sacrifié par l'usage de verres égaux placés ordinairement devant des yeux inégaux, il n'arrive qu'à 6/10 avec 5 dioptries.

« Il y a donc dans chaque œil un spasme de l'accommodation, dont la valeur égale 2 dioptries, et qui, comme nous le disons plus haut, double à peu près exactement pour un œil, exactement pour l'autre, la myopie axile.

« Le champ visuel présente des dimensions absolument normales pour chaque œil. Les couleurs sont vues normalement, même dans leurs nuances les plus faibles. »

Il faut retenir de cette observation le clignotement et la mobilité de l'œil, qui sont en rapport avec une excitabilité nerveuse ordinaire.

M. H. Poincaré a souvent des images hypnagogiques décrites au chapitre du sommeil.

M. H. Poincaré accuse un autre phénomène visuel qui se produit parfois quand l'œil a été brusquement impressionné par une vive lumière, et principalement au cours d'un coryza. Il se produit alors une lueur, un phosphène, qui tantôt est diffus et de couleur rouge, laissant après coup des images secondaires vertes, et tantôt prend la forme d'un réseau de traits très fins se coupant sous des angles de 60 degrés, très brillants, blancs ou blancs teintés de rouge, disparaissant et reparaissant plusieurs fois par seconde. Il arrive que le phénomène rend parfois la lecture impossible pendant une heure. M. H. Poincaré l'a observé pendant toute sa vie; il ne tend à devenir ni plus ni moins fréquent.

Je le fais regarder pendant quinze secondes la figure d'une croix dessinée au crayon bleu. Il ferme les yeux et dit voir l'image complémentaire rouge violacée. L'expérience est recommencée et donne le même résultat. Il n'a pas d'images consécutives complémentaires quand il regarde après cette croix un papier blanc.

Il est intéressant de noter que M. H. Poincaré

déclare une absence complète d'images visuelles dans ses souvenirs. Elles sont remplacées par des images motrices, de l'œil surtout et des membres. Ainsi quand il pense au moment des repas à la table mise, il ne voit pas la table. Il se représente les objets par les mouvements de l'œil et des mains qu'il aurait à faire pendant le repas.

Il se représente les paysages d'une manière analogue par les mouvements de l'œil et de la tête.

Je n'ai fait que deux expériences sur les perceptions visuelles de M. H. Poincaré. Je lui ai donné à regarder deux lignes tracées à l'encre, dont l'une mesurait $0^m,09$ et l'autre $0^m,01$. Il devait me dire combien la grande contenait la petite : exactement 9 fois. Réponse : 7 fois. Je lui ai montré deux rectangles, l'un mesurant $0^m,12 \times 0^m,06$ et l'autre $0^m,03 \times 0^m,02$. Le premier contient l'autre 12 fois. Il a donné exactement ce rapport.

M. H. Poincaré n'a pas de schèmes visuels.

Cependant, s'il pense à la périodicité des mois de l'année, il se représente un cercle par les mouvements de l'œil.

3. Audition colorée. — M. H. Poincaré présente très nettement de l'audition colorée. Il croit qu'il a toujours eu ce phénomène, qui a été très intense dans l'enfance jusqu'à l'âge de vingt ans. Depuis cette époque, le phénomène a diminué mais n'a pas disparu.

Il ne se représente pas les lettres sous leurs formes et colorées. Mais il lui semble que l'audition éveille des images de couleurs.

Voici les couleurs évoquées par les sons :

VOYELLES

a, blanc légèrement teinté de bleu ;
é, jaune tirant sur le vert;
i, rouge légèrement teinté de jaune ;
o, noir tirant sur le bleu ;
u, jaune plus rouge que l'*é* ;
e, muet, rien.

5.

DIPHTONGUES

ou, noir tirant sur le brun ;

ei, comme *é* ;

au, comme *o* ;

in, rouge plus violet que l'*i* ;

an, blanc ;

un, brun.

Les consonnes n'évoquent pas de couleurs.

Ces couleurs venaient jadis spontanément. Maintenant elles n'apparaissent que quand il y pense.

L'accent tonique mettait en relief la couleur de la syllabe ayant l'accent. Les couleurs n'ont jamais changé. J'ai pu m'en rendre compte en lui demandant en février 1908, soit onze années après mon premier examen, les associations de couleurs et de sons. Voici le tableau qu'il remplit sans avoir le premier sous les yeux.

VOYELLES

a, blanc légèrement teinté de bleu ;

é, jaune chamois ;

i, rouge vermillon ;

o, noir tirant sur le bleu ;

u, jaune orange ;

e, muet, aucun.

DIPHTONGUES

ou, noir tirant sur le brun ;

ei, ne se distingue pas de l'*é* ;

au, comme l'*o* ;

in, rouge carmin ;

an, blanc franc ;

un, brun marron.

On voit que les associations de couleurs sont foncièrement les mêmes.

M. H. Poincaré n'a pas de phénomènes de gustation colorée ni d'autres synesthésies.

Il est intéressant de comparer le cas de M. H. Poincaré aux résultats de l'enquête et de l'étude entreprise sur les synopsies par MM. Flournoy et Claparède[1]. Ces auteurs croient pouvoir établir que 1 personne au moins sur 7 présente de la synesthésie visuelle. Ce phénomène se présente surtout dans l'enfance et la première jeunesse pour diminuer ensuite, ce qui a été observé chez M. Poincaré.

Voici, pour comparer, les couleurs les plus souvent évoquées dans l'enquête Claparède :

a, *blanc* ;

é, *jaune* ;

i, *rouge* ;

o, *jaune* ;

u, *vert* ;

e, muet.

On voit que, pour les voyelles *a*, *é* et *i*, M. H. Poincaré évoque les mêmes couleurs que la majorité des autres personnes.

L'origine de cette particularité est observée

1. Th. Flournoy : *Des phénomènes de Synopsie (Audition colorée)*, 1893.

chez M. H. Poincaré comme chez les autres et le phénomène reste une anomalie d'organisation sans signification certaine.

4. MOUVEMENT. — M. H. Poincaré a été ambidextre jusqu'à l'âge de huit ans environ. Il est resté longtemps à reconnaître sa droite de sa gauche.

M. H. Poincaré n'a pas présenté d'habileté manuelle et est même maladroit. Pour joindre sur un papier par une droite deux points éloignés de 10 centimètres, il trace une ligne hésitante et tremblée.

Prié de faire en cinq secondes avec un crayon sur un papier le plus de points possible séparés par un intervalle, il en trace à une première expérience 30, à la seconde 34, à la troisième 40. La moyenne, d'après M. A. Binet, serait aux environs de 45.

Les réflexes musculaires sont très visibles au poignet et les patellaires paraissent moyens.

En résumé, M. H. Poincaré paraît plutôt

faible au point de vue sensoriel et inférieur au point de vue moteur. Il ne semble pas d'ailleurs qu'il y ait un rapport direct entre les aptitudes sensorielles-motrices et l'intelligence.

II

MÉMOIRE

La plupart des expériences sur la mémoire ont été empruntées à MM. Binet et V. Henri [1], comme pour mon examen d'Emile Zola [2].

a. — Mémoire auditive.

Pas d'expériences sur cette mémoire. M. H. Poincaré m'a seulement dit avoir remar-

1. A. BINET et V. HENRI. La psychologie individuelle. *Année psychologique*, 1896, p. 411-465.
2. TOULOUSE. *Enquéte médico-psychologique sur les rapports de la supériorité intellectuelle avec la névropalhie. I. Introduction générale, Emile Zola*, 1896.

qué que le son de la voix des personnes l'aide beaucoup à les reconnaître.

b. — *Mémoire tactile*.

Pas d'expériences. M. H. Poincaré se retrouve à tâtons dans les lieux qu'il connaît.

c. — *Mémoire musculaire*.

Pas d'expériences. Elle paraît bonne. On verra que dans la mémoire des objets vus, les éléments musculaires des yeux sont prédominants chez M. H. Poincaré. De même il reconnaît les lieux par la mémoire des mouvements oculaires et des bras.

d. — *Mémoire olfactive et gustative*.

Pas d'expériences. M. H. Poincaré pense que les souvenirs olfactifs sont assez développés chez lui. Il se rappelle notamment que l'odeur de certains lieux l'avait frappé.

e. — ***Mémoire visuelle***.

1. — MÉMOIRE DES COULEURS.

Pas d'expériences.

2. — MÉMOIRE DES LONGUEURS.

Mémoire de reconnaissance. — L'expérience consistait en ceci :

M. H. Poincaré regardait, durant cinq secondes, une ligne tracée sur une feuille de papier et, aussitôt après, il devait la reconnaître sur une échelle de lignes de différentes grandeurs. Cette épreuve a été imaginée par MM. A. Binet et V. Henri [1] et appliquée sur les enfants des écoles primaires.

LIGNE PRÉSENTÉE	LIGNE RECONNUE
longueur	longueur
$0^{cm}15$. 1re fois	Même ligne.
— 2e —	—

1. Test de A. BINET et V. HENRI. Le développement de la mémoire visuelle chez les enfants. *Revue générale des Sciences*, 1894, p, 162.

LIGNE PRÉSENTÉE		LIGNE RECONNUE
longueur		longueur
$0^{cm}4$.	1re fois	Même ligne.
—	2e —	—
—	3e —	—
$1^{cm}6$.	1re fois	$1^{cm}2$
—	2e —	—
4^{cm} . .	1re fois	$3^{cm}6$
—	2e —	Même ligne.
$6^{cm}8$.	1re fois	Même ligne.
—	2e —	—
4^{cm} . .	1re fois	$2^{cm}4$
—	2e —	$3^{cm}2$
—	3e —	—

Il est bon de considérer à part la série systématique d'expériences et l'expérience répétée portant sur la ligne de 4 centimètres. Pour cette dernière ligne que M. H. Poincaré avait déjà reconnue une fois sur deux, il a fait des erreurs d'estimation plus grandes qu'aucune de celles relevées dans la série systématique. Cette erreur me paraît — ainsi que j'ai pu le comprendre en d'autres circonstances —

être en rapport avec les fluctuations de l'attention de M. H. Poincaré.

Toutes les autres expériences ont au contraire donné des résultats proches. Huit fois
sur onze, la reconnaissance a été exacte ; 4 lignes
sur 5 ont été reconnues toutes les fois et dans
un cas, une fois sur deux.

M. H. Poincaré n'utilise pas les cinq secondes
données pour l'examen, et, malgré cela, ses
épreuves sont bonnes.

Les enfants de onze à treize ans appartenant
aux cours supérieurs des écoles primaires
avaient commis 50 °/₀ d'erreurs. Zola s'était
trompé constamment. Le sculpteur Dalou,
qui avait exécuté le test des deux premières
lignes, s'était trompé sept fois dans neuf expériences.

Dans toutes les erreurs des deux séries
d'expériences, M. H. Poincaré a désigné des
lignes plus courtes, comme les élèves, Zola
et aussi Dalou dans la plupart de leurs
erreurs.

Mémoire de reproduction. — M. H. Poincaré regardait, durant cinq secondes, une ligne tracée sur un tableau rectangulaire et il devait la reproduire immédiatement.

FORMAT DU TABLEAU	LIGNE PRÉSENTÉE[1]	LIGNE REPRODUITE		
	longueur		longueur	
$15^{cm} \times 10^{cm}$.	40^{mm}.	1re fois	35^{mm}	
—	—	2e —	37	
—	—	3e —	40	
—	70^{mm}.	1re fois	69^{mm}	
—	—	2e —	62	
—	—	3e —	63	
$20^{cm} \times 15^{cm}$.	40^{mm}.	1re fois	39^{mm}	
—	—	2e —	35	
—	—	3e —	39	
—	70^{mm}.	1re fois	59^{mm}	
—	—	2e —	60	
—	—	3e —	62	
—	170^{mm}.	1re fois	134	
—	—	2e —	149	
—	—	3e —	143	

1. La ligne était tracée au milieu du carton et parallèlement au grand côté.

Si l'on tient comme exactes les lignes semblables à 1 millimètre près, on relève le nombre suivant d'exactitudes :

Tableau 15 × 10. Ligne de 40^{mm} : 1 fois.
— — Ligne de 70^{mm} : 1 —
Tableau 20 × 15. Ligne de 40^{mm} : 2 —

en tout 4 fois sur 15 expériences. La mémoire de reproduction paraît donc moins bonne que la mémoire de reconnaissance.

Les erreurs sont dans le même sens et — comme l'avaient remarqué MM. Binet et V. Henri sur leurs sujets — raccourcissent le modèle. Avec le grand tableau, le raccourcissement de la ligne a augmenté avec sa longueur absolue. Zola avait fait des erreurs de même ordre. Dalou n'a refait que deux lignes exactement (40 millimètres du grand tableau); mais ses erreurs n'étaient pas systématiques et pas plus grandes avec la ligne de 170 millimètres.

3. — MÉMOIRE DES FIGURES GÉOMÉTRIQUES.

Mémoire de reproduction. — M. H. Poincaré regardait durant 5 secondes le dessin ci-des-

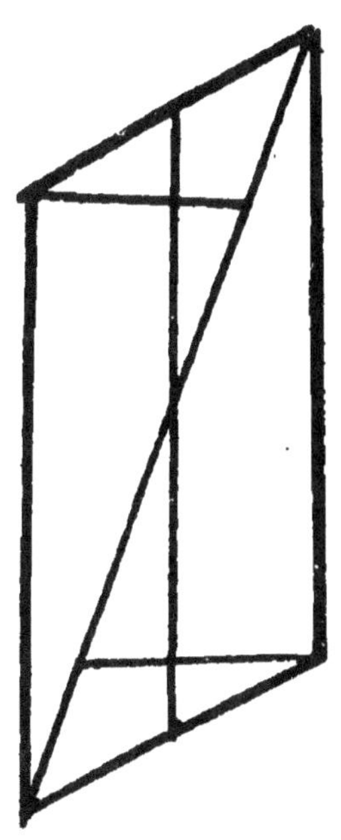

Fig. 1.

sous (fig. 1) et le reproduisait immédiatement (Test A. Binet et V. Henri) :

M. H. Poincaré a fait les deux premières reproductions (fig. 2 et 3) après avoir regardé à peine le modèle et avec la conscience qu'il se trompait. Il jette à nouveau un rapide regard

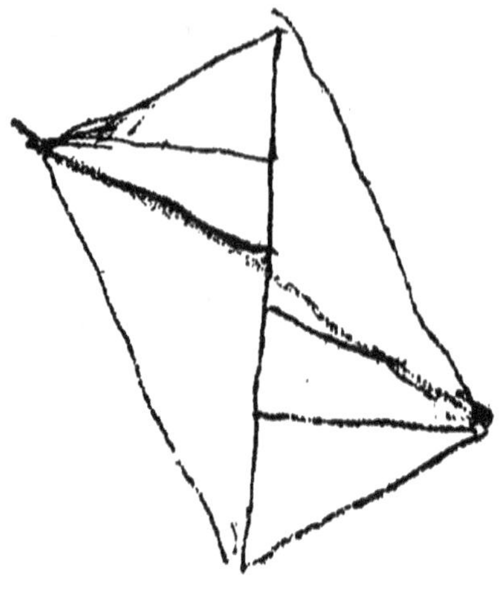

Fig. 2.

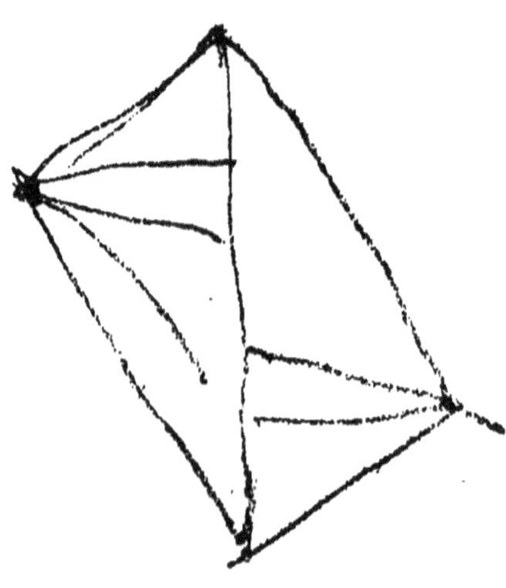

Fig. 3.

sur le modèle et fait un triangle qu'il barre

(fig. 4), puis il refait ce triangle et complète la figure, qui est exacte (fig. 5). M. H. Poincaré a remarqué d'abord que les angles de son pre-

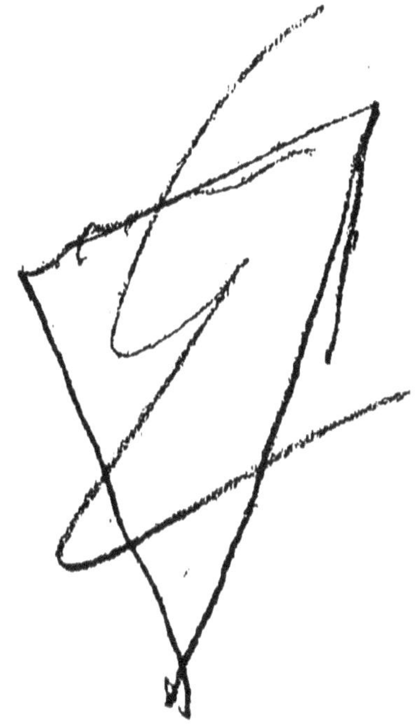

FIG. 4.

mier essai n'étaient pas exacts; il s'est ensuite représenté la figure par des procédés d'analyse; et quand il a tracé la deuxième reproduction, il a commencé par faire un triangle; les premières figures faites étaient plus petites

et les deuxièmes plus grandes que le modèle
Dalou, qui n'a pas fait d'emblée la figure,
l'avait aussi analysée.

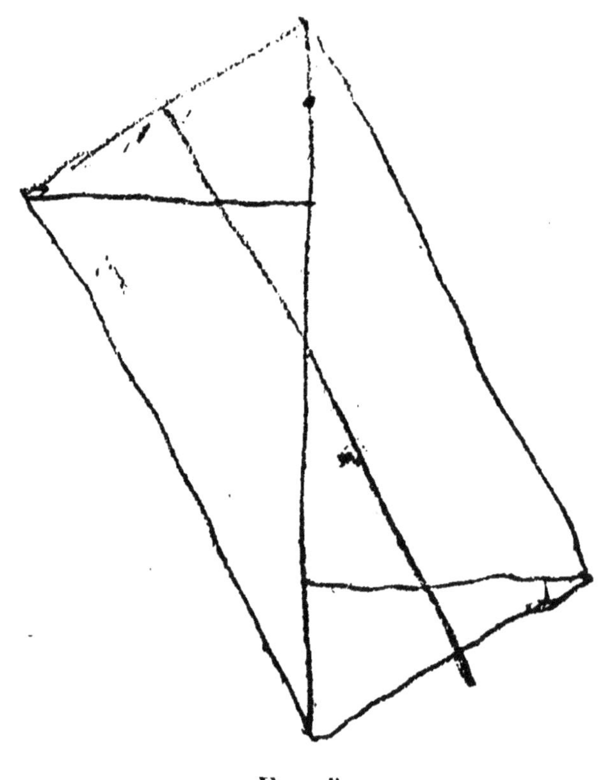

FIG. 5.

Un autre dessin (fig. 6) est présenté à
M. H. Poincaré.

M. H. Poincaré regarde un court instant le
modèle et le reproduit (fig. 7) en l'agrandis-

sant. Il change de côté la petite ligne et ne
reproduit pas l'angle du côté inférieur. Dalou

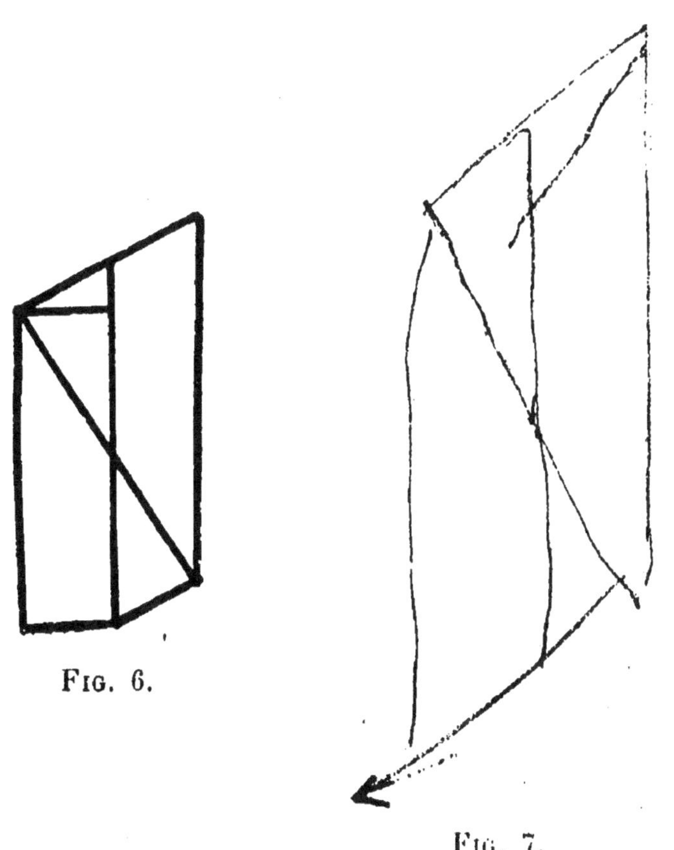

Fig. 6.

Fig. 7.

l'avait reproduit exactement après un examen
de 20 secondes.

4. — MÉMOIRE DES FORMES.

Mémoire de reproduction. — M. Binet, dans des expériences qu'il fit avec moi sur Dalou. avait utilisé des formes que nous avons souvent sous les yeux, — des lettres, des dessins de cartes à jouer, — et que nous reproduisons

K k k

Fig. 8. — La lettre k est figurée à droite.

mal parce que leurs détails n'éveillent pas assez notre attention. Chacun voit tous les jours, au cours de ses lectures, la lettre g en caractères typographiques et, pris à l'improviste, il est rarement capable de le refaire de mémoire dans sa forme exacte.

M. Poincaré est prié de dessiner un k typographique. Il en trace avec sûreté les lignes essentielles (fig. 8).

Il a d'ailleurs l'habitude d'imiter dans son

écriture courante (fig. 26) beaucoup de caractères d'imprimerie.

Il fait de la même manière un pique et un trèfle (fig. 9). Il décompose ce dernier en quatre parties.

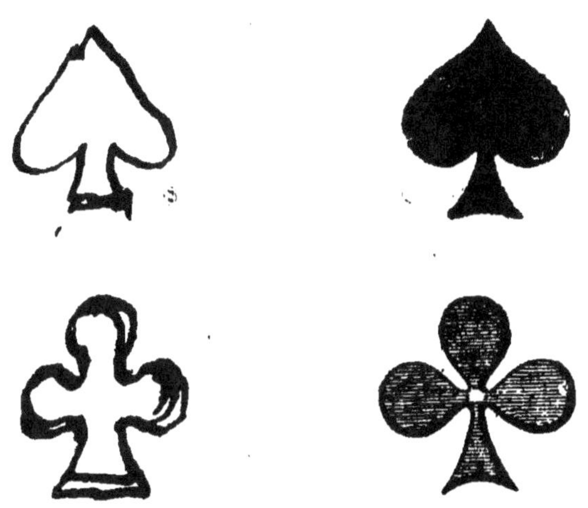

FIG. 9. — Un pique et un trèfle sont dessinés à droite.

Il fait ensuite la fleur de lis décorative (fig. 10); et dans ce dessin il s'aide de cette connaissance qu'il y a une partie centrale et deux feuilles latérales unies.

Dans les expériences qui suivent, un objet est présenté à M. H. Poincaré durant 5 secondes. D'abord un dos de carte à jouer (fig. 11).

M. H. Poincaré le regarde durant moins de

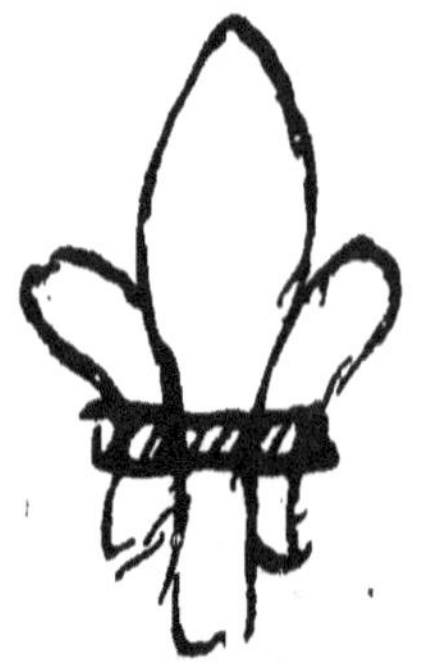

Fig. 10. — La fleur de lis est dessinée à droite.

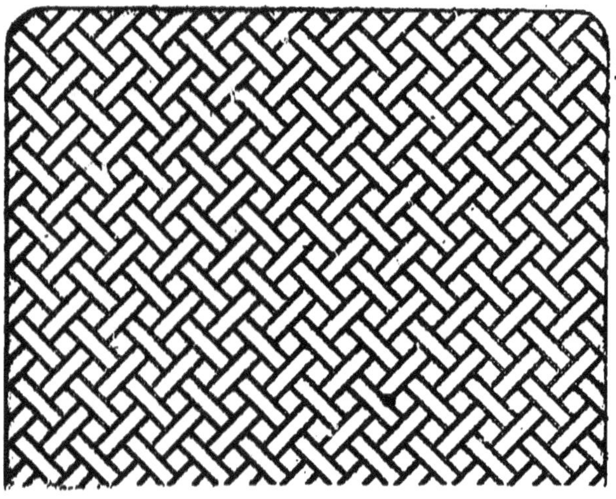

Fig. 11.

5 secondes et le reproduit de suite exactement (fig. **12**).

Il a vu tout de suite que c'était un « tissage »
et il l'a reconstruit analytiquement. Il déclare

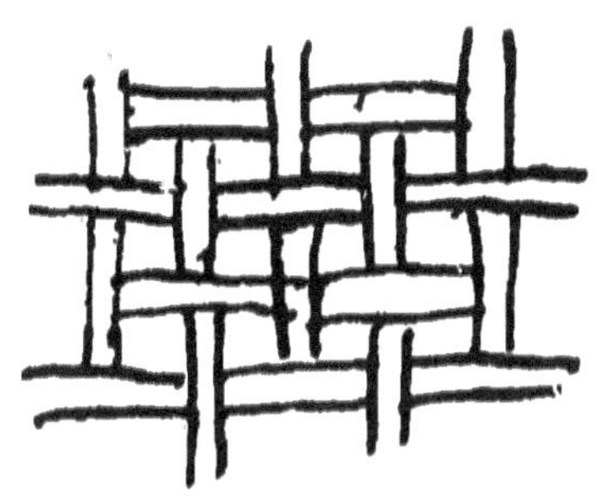

Fig. 12.

n'avoir jamais auparavant remarqué ce dessin.

Je lui donne ensuite à reproduire la figure
ci-dessous (fig. 13) :

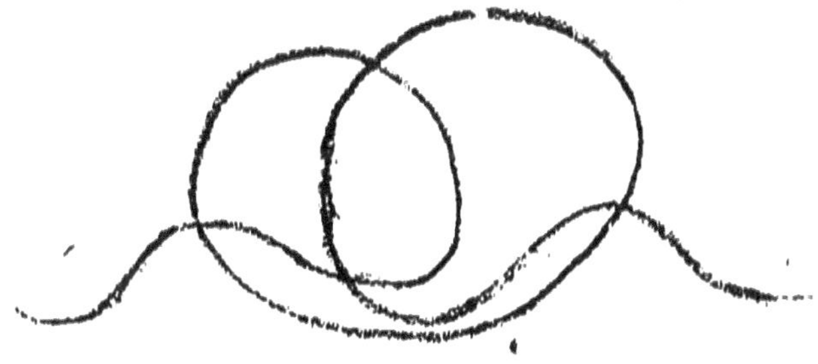

Fig. 13.

M. H. Poincaré, après avoir regardé le modèle
durant 5 secondes, le reproduit assez exactement (fig. 14). Dans sa reproduction, il dit

avoir été guidé par la mémoire des mouvements oculaires.

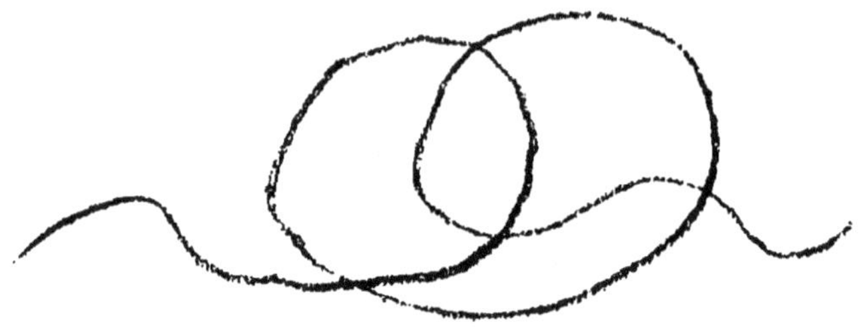

FIG. 14.

Autre figure présentée (fig. 15) :

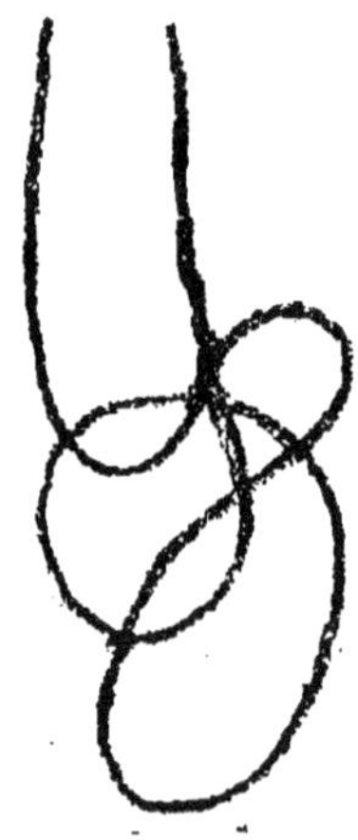

FIG. 15.

Premiers essais de reproduction (10 secondes)
(fig. 16).

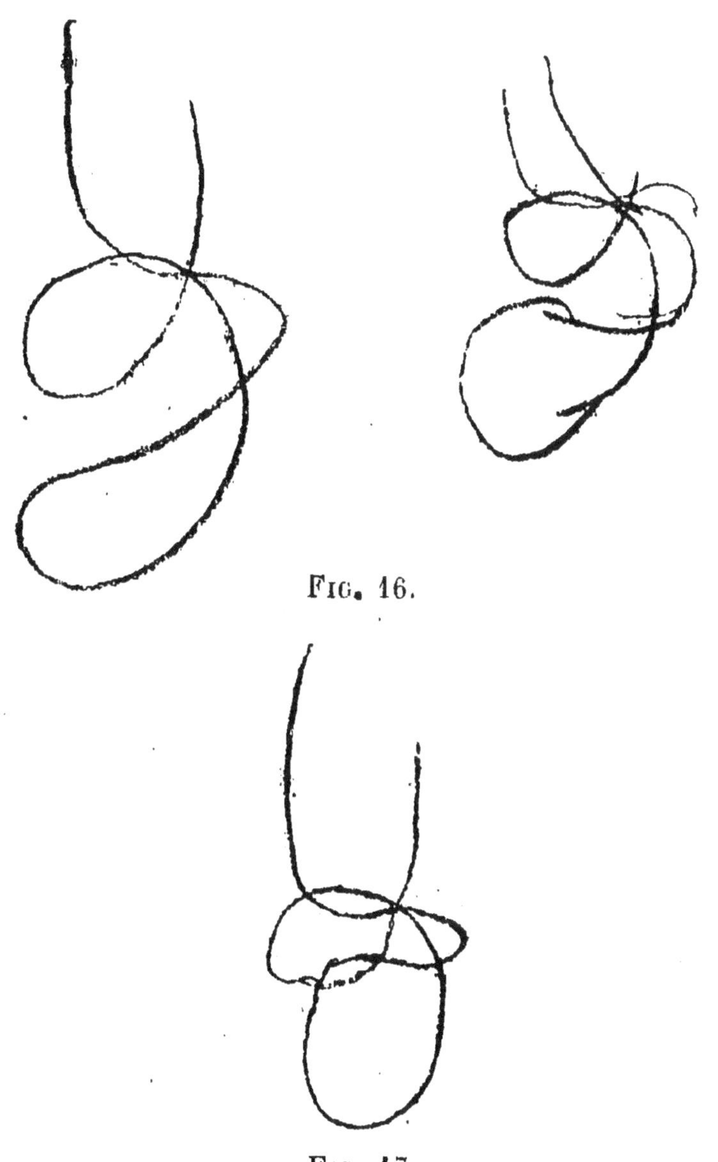

Fig. 16.

Fig. 17.

Nouvelle présentation et deuxième] essai (fig. 17).

Dans les trois essais, M. H. Poincaré a été guidé par la mémoire motrice. Il est à noter que les trois reproductions sont exactes pour le mouvement de la ligne.

Je présente à M. H. Poincaré la photographie suivante (fig. 18) :

Voici la reproduction de M. H. Poincaré (fig. 19) (Regardé 15 secondes, reproduit en 15 secondes).

La position des parties du corps des deux hommes est indiquée assez exactement, sauf pour le bras droit du boxeur de gauche.

M. H. Poincaré se rappelle difficilement les physionomies. On l'a toujours reconnu plus souvent qu'il ne reconnaissait. Ce qui l'aide à reconnaître une personne, c'est naturellement d'abord d'être préparé à la voir, ensuite le son de sa voix.

Il se représente mal un lieu, et cependant il s'y reconnaît assez facilement en s'aidant des images motrices (mouvements des yeux et des bras).

Il se représente difficilement un monument.
En résumé, la mémoire des objets vus de

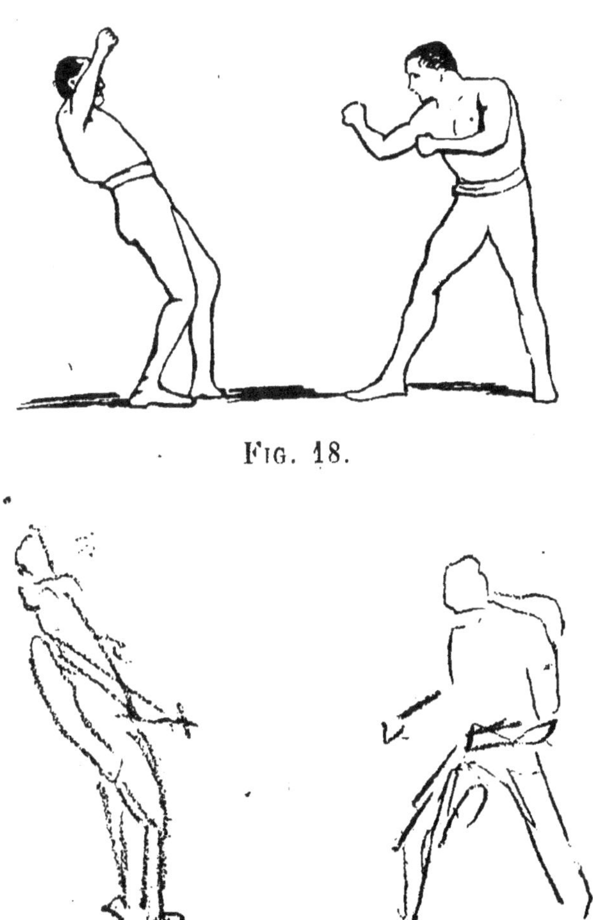

FIG. 18.

FIG. 19.

M. H. Poincaré est surtout motrice; et elle
paraît supérieure à la normale. M. H. Poincaré

7.

analyse les objets qu'il voit et qu'il regarde ; et c'est par analyse qu'il les reproduit. Sa lucidité dans l'observation est remarquablement claire.

5. — Mémoire des chiffres.

Mémoire auditive. — Je lisais à M. H. Poincaré des chiffres, prononcés à la vitesse de 2 par seconde, et il devait les répéter immédiatement.

On remarque qu'il analyse les chiffres qu'il a à retenir. Ainsi je lui lis les chiffres 4, 5, 9, 0 ; il remarque que le troisième chiffre 9 est la somme des deux premiers 4 et 5.

NOMBRE
de chiffres

4.   4, 5, 9, 0.
        Répétition exacte. Il analyse : $4 + 5 = 9$

5.   8, 6, 3, 4, 2.
        R. exacte. Analyse : $6 : 2 = 3$.

6.   7, 5, 2, 6, 9, 3.
        R. exacte. Analyse : $7 - 5 = 2$.

NOMBRE
de chiffres

6.　　8, 6, 0, 3, 1, 4.

>　R. exacte. Il remarque que 8, 6 est venu déjà dans l'avant-dernière expérience. Il se rend compte que c'est par le son qu'il se rappelle les chiffres.

7.　　3, 5, 4, 7, 8, 2, 4.

>　R. exacte. Il remarque que les quatre premiers chiffres montent : 3, 5, 7, et que 4 sépare 5 et 7. Le reste a été rappelé par le son.

7.　　2, 6, 3, 5, 8, 4, 9.

>　R. exacte. 2, 6, 3 est une sorte d'anagramme de $2 \times 3 = 6$.

8.　　3, 8, 4, 7, 5, 0, 2, 3.

>　R. exacte. Pas de remarque spéciale.

8.　　2, 4, 6, 7, 0, 3, 4, 2.

>　R. exacte. Analyse : 2, 4, 6 constitue une progression arithmétique 0 puissance.

9.　　3, 5, 7, 2, 1, 4, 3, 0, 2.

>　R. exacte. Analyse : 3, 5, 7 constitue une progression arithmétique.

NOMBRE
de chiffres

10.   2. 6, 8, 3, 4, 5, 6, 3, 4, 7.

> R. exacte. Analyse : 2, 6, 8 constituent une progression arithmétique dont il manque le terme 2. — 3, 4, 5 font une autre progression arithmétique. M. H. Poincaré fait encore deux remarques que mes notes ne m'ont pas permis de reconstituer.

11.   3, 6, 2, 7, 4, 0, 3, 8, 5, 9, 1.

> R. inexacte.

11.   2, 5, 1, 3, 8, 4, 7, 2, 9, 0, 4.

> R. exacte. Rappel par les images auditives. M. Poincaré a divisé le nombre en tranches de trois chiffres. En outre, il s'est représenté une courbe, les premiers chiffres montant et les derniers descendant.

Cette expérience montre d'abord la capacité de mémoire des chiffres de M. H. Poincaré. La limite de sa mémoire est bien de 11 chiffres. Cette mémoire est supérieure à la normale (7 à 8 chiffres). M. H. Poincaré a même, dans des expériences ultérieures de contrôle, retenu 12 chiffres avec une interversion :

12.   3, 4, 5, 8, 2, 6, 9, 1, 0, 2, 7, 4.
                Le 7 a été donné avant le 2.

M. H. Poincaré emploie surtout les images auditives et aussi les images motrices de l'œil et de la tête. On a vu que la mémoire des images visuelles était faible chez M. H. Poincaré et que, au contraire, la mémoire motrice était développée.

Le schéma de la courbe que M. H. Poincaré a indiqué une fois était fait d'éléments moteurs.

Autre fait important. M. H. Poincaré analyse constamment les nombres qu'il veut retenir. Cela l'aide fortement. Dans les expériences de contrôle, un jour qu'il paraissait moins bien disposé, il ne retenait pas 10 chiffres constamment; et ce jour-là il n'analysait pas. Son attention était plus difficile à fixer sur les chiffres. Cette mémoire ne paraît donc pas être en rapport avec une aptitude brute.

M. Poincaré se rappelle bien les formules mathématiques, qu'il sépare difficilement des raisonnements.

La mémoire des chiffres se manifeste dans la vie pratique par la facilité avec laquelle il se rappelle les numéros des fiacres qu'il rencontre au cours d'une promenade.

Mémoire visuelle. — Pas d'expériences.

6. — CALCUL MENTAL.

On peut rapprocher de la mémoire des chiffres le calcul mental qui est lié dans une grande mesure à cette fonction.

MULTIPLICATION

NOMBRE
de chiffres
—

2×1 $45 \times 7 = 315$

Réponse exacte. Temps : 8 sec.

M. H. Poincaré commence par la gauche et a procédé ainsi :

Opérations :

$$4 \times 7 = 28$$
$$28 \times 10 = 280$$
$$280 + 35 = 315$$

NOMBRE
de chiffres
———

2×2 $36 \times 45 = 1.620$

Réponse exacte. Temps : 20 sec.

Opérations :

$$36 \times 10 = 360$$
$$360 : 2 = 180$$
$$180 \times 10 = 1.800$$
$$1.800 - 180 \text{ en 2 fois :}$$
$$1.800 - 200 = 1.600$$
$$1.600 + 20 = 1.620$$

2×3 $475 \times 63 = 29.925$

Réponse exacte. Temps : 25 sec.

Opérations :

$$3 \times 475 :$$
$$3 \times 75 = 225$$
$$3 \times 4 = 12$$
$$12 + 2 = 14$$
$$= 1.425$$

NOMBRE
de chiffres
—

$$2 \times 1.425 = 2.850$$
$$10 \times 2.850 = 28.500$$
$$28.500 + 1.425 = 29.925$$

$$3 \times 3 \qquad 358 \times 473 = 169.334$$

Réponse inexacte sur un chiffre : 169.234, erreur faite à la soustraction finale.

Opérations :

$$2 \times 473 = 946$$
$$946 \times 3 :$$
$$9 \times 3 = 27$$
$$27 \times 10 = 270$$
$$4 \times 3 = 12$$
$$270 + 12 = 282$$
$$3 \times 6 = 18$$
$$282 \times 10 = 2.820$$
$$2.820 + 18 = 2.838$$
$$2.838 \times 6 :$$
$$28 \times 6 :$$
$$28 \times 3 = 84$$
$$84 \times 2 = 168$$
$$168 \times 100 = 16.800$$
$$38 \times 6 :$$
$$3 \times 6 = 18$$
$$8 \times 6 = 48$$
$$18 \times 10 = 180$$
$$180 + 48 = 228$$

<table>
<tr><td>NOMBRE
de chiffres
—</td><td>$16.800 + 228 = 17.028$
$17.028 \times 10 = 170.280$
$170.280 - 946 = 169.234$</td></tr>
<tr><td>3×3</td><td>$358 \times 473 = 169.234$</td></tr>
</table>

Réponse inexacte sur un chiffre : 169.334, erreur faite à la soustraction finale.

Temps : 40 sec.

M. H. Poincaré avait conscience en indiquant le résultat qu'un chiffre était inexact.

Opérations :

$$2 \times 473 = 946$$
$$946 \times \quad 3 \text{ (en commençant par la}$$
$$\text{gauche).}$$

$$27$$
$$12$$
$$2.838$$

$$6 \times 2.838 :$$
$$6 \times 28 :$$
$$3 \times 28 = 84$$
$$2 \times 84 = 168$$

$$6 \times 38 :$$
$$6 \times 3 = 18$$
$$6 \times 8 = 48$$
$$17.028$$

$$17.028 \times 10 = 170.280$$
$$170.280 - 946 = 169.234$$

Dans la soustraction finale le 2 du plus grand nombre lui a échappé.

M. H. Poincaré a donc une facilité remarquable au calcul mental; mais là encore les procédés paraissent prédominants. Il est à noter que cette aptitude n'est pas la règle chez les mathématiciens. On cite Gauss comme ayant été un bon calculateur et un grand mathématicien. Parmi les calculateurs prodiges, Inaudi est auditif comme M. H. Poincaré, tandis que Diamandi est visuel[1]. Notons encore que Diamandi présente comme M. H. Poincaré de l'audition colorée. M. H. Poincaré dans ses calculs semble réfléchir à peine et parle ordinairement en opérant. Il dit ne pas s'être entraîné, bien qu'il emploie quelquefois le calcul mental. Il déclare se tromper rarement dans des opérations élémentaires comme l'addition.

1. BINET. *Psychologie des grands calculateurs et joueurs d'échecs*, 1894.

7. — MÉMOIRE DES LETTRES.

Mémoire auditive. — Je lisais, à raison de deux à la seconde, des lettres, et M. H. Poincaré devait les répéter immédiatement.

NOMBRE
de lettres

9.   *m, k, s, p, g, d, h, n, j.*

> Répétition exacte. M. H. Poincaré remarque qu'il y a 9 lettres.

10.   *g, r, s, k, b, d, m, z, l, k.*

> R. exacte des 6 premières.

10.   *h, m, c, k, z, g, r, d, l, p.*

> R. exacte des 6 premières.

10.   *g, m, r, b, l, q, t, c, n, g.* — R. *g, m, r, b,* h, *q,* c, c.

> R. exacte des 4 premières lettres. Dans la suite, 2 lettres changées et 2 lettres omises.

11. $m, r, h, j, l, c, p, v, d, n, g.$ — R. $m, r, h, j, r, c, v, c.$

> R. exacte des 4 premières lettres. Dans la suite, **2** lettres changées et **3** lettres omises.

11. $b, k, m, h, r, l, c, p, d, r, f.$ — R. b, **g**, m (arrêt), $p, d, r, f.$

> La 2e lettre est changée ; les 4e, 5e, 6e et 7e sont omises.

M. H. Poincaré remarque que le souvenir conservé et évoqué est purement auditif. Cela explique les changements de lettres, c pour g, et g pour k.

8. $b, m, h, r, t, p, l, f.$

> R. exacte.

M. H. Poincaré peut donc répéter 9 lettres entendues. Il ne peut en répéter davantage quand il les lit.

Mémoire visuelle. — M. H. Poincaré lisait, à raison de deux à la seconde, les lettres et devait les répéter immédiatement.

NOMBRE
de lettres
—

8.   *a, g, m, k, c, n, z, r.*

> Répétition exacte. Les lettres lui ont rappelé le mot Azincourt.

9.   *r, s, d, g, l, q, m, p, b.*

> R. exacte pour les 6 premières lettres. Ne se rappelle pas les 3 dernières.

Il a analysé ce test. Les lettres r, s, d ont évoqué la diction d'un Allemand qui aurait à prononcer r, s, t. La lettre g l'a fait songer au système de mesures C. G. S. Les lettres l, q, n'ont éveillé que l'image de leur son.

M. H. Poincaré se sert dans ces exercices de la mémoire auditive.

Cette mémoire de M. H. Poincaré n'est pas sensiblement au-dessus de la moyenne (6 à 7 lettres). Zola retenait huit lettres au maximum et Dalou 6. Or, il analyse moins avec les lettres qu'avec les chiffres. Ici encore nous trouvons la confirmation de cette idée que la mémoire brute n'est pas chez lui développée comme les procédés sembleraient le faire supposer.

8. — Mémoire des mots.

Mémoire auditive. — Je lisais 7 mots, à la vitesse de 2 syllabes à la seconde, et M. H. Poincaré devait les répéter immédiatement (Test A. Binet et V. Henri).

Voici les mots lus; à la fin de chaque série, les mots répétés sont écrits en *italique*.

Vert, marbre, hydrogène, arbre, violette, cheval, nègre.
Répétition totale et exacte.

Tonnerre, fleuve, ciel, robe, couteau, table, magasin.
R. totale et exacte.

Violet, vol, clairon, froid, sud, rouge, soie.
R. totale et exacte.

L'expérience n'a pas été terminée.

M. H. Poincaré dit être capable de se rappeler les noms de toutes les stations traversées au cours d'un long voyage en chemin de fer.

9. — MÉMOIRE DES PHRASES ET DES IDÉES.

J'ai lu à M. H. Poincaré trois textes, l'un à images concrètes, l'autre abstrait et une pièce de vers. M. Poincaré écrivait aussitôt après ce qu'il se rappelait.

Texte concret lu.

« Une vieille paysanne, âgée de soixante-
« quatre ans, la veuve Mouillet, qui habitait
« une petite maison sur la route déserte des
« Récollets, avait conduit son troupeau dans
« les champs. Pendant qu'elle faisait de
« l'herbe pour ses animaux, une vipère cachée
« derrière les fagots s'élança sur elle et la
« mordit à plusieurs reprises au poignet. La
« pauvre femme en est morte. » (Faits-divers,
62 mots).

Texte concret écrit par M. Poincaré.

« Une vieille paysanne, âgée de soixante-
« quatre ans, la veuve Mouillet, conduisait
« deux brebis le long de la route ; pendant
« qu'elle faisait de l'herbe pour ces ani-
« maux, une vipère cachée sous une pierre
« la mordit à plusieurs reprises au poignet ; la
« pauvre femme en est morte. »

M. H. Poincaré a mis deux minutes vingt
secondes pour écrire le texte ci-dessus. Il a écrit
d'abord une sorte de résumé de l'histoire :

Une vieille paysanne, âgée de soixante-quatre
ans, la veuve Mouillet, conduisait ses animaux
le long de la route ; une vipère cachée sous une
pierre..., puis il a repris le récit aux mots :
la veuve Mouillet.

Il a oublié deux faits : l'indication de l'habitation de la femme et le mouvement de la
vipère s'élançant sur la femme. D'autre part,
il a changé trois faits. Il parle de deux brebis

au lieu d'un troupeau, de la route au lieu des champs, d'une pierre au lieu de fagots. Le premier oubli ne porte pas sur un détail essentiel ; le deuxième peut être sous-entendu. Quant aux changements, celui des brebis remplace un terme par un autre équivalent ; la route est un souvenir de la partie oubliée et elle a sans doute amené l'idée de la pierre. En résumé, ce souvenir est vrai dans son fond logique. M. H. Poincaré l'a exprimé en le raccourcissant avec des images équivalentes. On verra plus loin que, dans un texte abstrait, M. H. Poincaré ne fait pas de changements, parce qu'ils ne sont pas logiquement possibles. 38 mots du texte sur 62 ont été reproduits dans l'épreuve.

Il est intéressant de comparer l'épreuve de M. H. Poincaré à celle de Zola[1]. Voici l'épreuve de Zola :

« Une vieille paysanne, âgée de soixante-
« quatre ans, la veuve Mouillet, qui habite la

______

1. Toulouse, *Emile Zola*, p. 214.

« partie déserte de la rue des Récollets, était
« allée faire paître son troupeau, et comme
« elle faisait de l'herbe pour ses animaux, une
« vipère sortit de derrière des fagots et la mordit
« à plusieurs reprises. La pauvre femme en
« est morte. »

Le romancier n'a omis qu'un détail, l'endroit de la morsure, le poignet; il n'a fait qu'un changement peu important, situant l'habitation de la femme *dans la partie déserte de la rue des Récollets* au lieu de la *route déserte des Récollets*. Zola fit là une épreuve plus exacte dans ses détails, plus concrète et un peu meilleure au point de vue verbal. 42 mots du texte ont été reproduits dans l'épreuve. Sa mémoire était plus concrète que celle de Poincaré, qui est plutôt logique.

Dalou avait fait la même épreuve. La voici :

« Une vieille paysanne de soixante-quatre
« ans, qui habitait un village près les Récol-
« lets et menait quelquefois son troupeau à

« l'herbe lorsqu'un jour elle fut surprise par une
« vipère qui se dressa et la mordit. La pauvre
« femme en est morte. »

Dalou a oublié beaucoup de détails : le
nom de la femme, l'indication de la maison et
de la route, le travail de la femme, le fagot, le
lieu et le nombre des morsures, mais aucun
d'essentiel. Il a remplacé l'idée de route par
l'idée de village, les champs par l'herbe.
25 mots du texte seulement ont été reproduits. En somme, mémoire concrète et verbale
faible, quoique non viciée par l'imagination.

Vers lus.

Une flûte dit : C'est l'Été!
Viens, la joie émeut nos poitrines.
Mets ton poing blanc sur le côté,
Comme font les Transtévérines.
Epis et bluets à demain!
Donne ta main.

(VILLIERS DE L'ISLE-ADAM, 32 mots.)

Vers écrits par M. Poincaré.

Une flûte dit .   .   .   .   .   .

.   .   .   .

Mets ton poing blanc sur ton côté
Comme font les Transtévérines
Epis et bleuets à demain
Donne ta main.

M. H. Poincaré a mis une minute quinze secondes à faire son épreuye. Il a omis un vers
et la moitié d'un autre ; mais il n'a changé
aucun mot. Zola avait reproduit complètement
le texte et, sauf deux articles, exactement.
Dalou avait omis le dernier vers, remplacé le
deuxième par les mots : *Le printemps gonfle
nos poitrines.*

Texte abstrait lu.

« L'activité humaine se présente quelquefois
« sous des formes anormales : mouvements
« incohérents et convulsifs, actes inconscients,

« ignorés par celui-là même qui les accomplit,
« désirs impulsifs, contraires à la volonté et
« auxquels le sujet ne peut résister. Ces irré-
« gularités sont inexplicables, si on ne connaît
« que la théorie de la volonté libre et une. »
(PIERRE JANET, *Automatisme psychologique*,
2e édition, 1894, p. 4, 54 mots.)

Texte abstrait écrit par M. Poincaré.

« L'activité humaine se manifeste souvent
« sous des formes anormales mouvements
« incohérents, actes inconscients ignorés même
« de celui qui les accomplit, désirs impulsifs
« contraires à la volonté et auxquels il est
« impossible de résister. Ces irrégularités sont
« inexplicables à qui ne connaît que la théorie
« de la volonté libre et une. »

M. H. Poincaré a fait l'épreuve en 1 min.
40 sec. Il a omis un détail : *et convulsifs*
(mouvements) ajouté *même* après ignoré et fait
quelques changements de mots (*se présente*

par *se manifeste*, — *quelquefois* par *souvent*, — *le sujet ne peut* par *il est impossible de*, — *si on ne connaît* par *à qui ne connaît*. Il faut noter que la mémoire de M. H. Poincaré a été dans ce texte très précise. Il ne pouvait pas, comme dans une histoire concrète, changer les faits qui s'enchaînent logiquement. C'est dans ce test que se voit nettement la nature de la mémoire de **M. H.** Poincaré, mémoire d'idée, logique, artificielle plus que brute.

Zola, qui a fait la même épreuve, a écrit :

« L'activité humaine semble agir souvent
« d'une façon anormale. Ce sont des actes
« incohérents, des impulsions volontaires igno-
« rés de ceux-là même qui agissent. On ne sau-
« rait expliquer de tels actes, si on n'admet
« que la volonté une et constamment libre. »

La reproduction est simplifiée, raccourcie dans plusieurs de ses détails, quoique restant exacte dans son sens général.

Voici l'épreuve de Dalou :

« L'activité humaine se produit parfois d'une
« façon étrange, actes inconscients, idées im-
« pulsives et..... »

Le sculpteur n'a pu se rappeler que le début,
qu'il a arrangé et simplifié.

On voit combien cette expérience de mémoire met en relief les différences de ces trois
intelligences distinguées, mathématicien, romancier et sculpteur. C'est que pour s'exercer
dans cette épreuve elle nécessite la mise en
action d'autres processus intellectuels, supérieurs, et ceux-là classent plus aisément les
sujets.

A l'Ecole Polytechnique, M. H. Poincaré
suivait — paraît-il — les cours de mathématiques sans prendre de notes.

10. — Mémoire affective.

Elle serait, d'après M. H. Poincaré, assez développée. Mais pas d'expériences.

Je n'ai pas fait d'autres expériences sur la mémoire de M. H. Poincaré, et celles que j'ai réalisées l'ont été avec une technique qui me paraît aujourd'hui — dix ans après — défectueuse sur certains points. Telles quelles, toutefois, elles sont intéressantes.

Elles contribuent d'une manière assez précise à caractériser l'intelligence de M. Poincaré; car l'esprit est un tout et chacun de ses processus demande pour se produire l'activité — à des degrés divers — de tous les autres. Dans une simple perception, il faut d'abord sentir, évoquer les souvenirs d'impressions anciennes auxquelles on rapporte les nouvelles, faire une synthèse des sensations actuelles dans lesquelles il entre plus ou moins des éléments anciens et qui fait un tout nouveau où la part d'imagination ne peut être réduite à rien, reconnaître — ce qui implique un jugement. La mémoire fait appel à des processus encore plus élevés, surtout dans ses modalités supérieures. L'esprit modifie, simplifie, corrige, organise les données des souvenirs. Et c'est ce travail qui manifeste l'activité propre de l'esprit du sujet.

M. H. Poincaré a une bonne mémoire, pourrait-on dire; mais ce n'est pas une aptitude brute. Il retient en effet plus de choses qu'un individu moyen, et notamment des chiffres. Il a une bonne mémoire verbale. Elle montre sa grande culture, son assimilation rapide et sûre. Ce qui est remarquable chez lui, c'est l'analyse constante des faits qui lui sont proposés. Même les chiffres et les mots isolés sont incorporés à des systèmes cohérents pour entrer dans son esprit, et ce travail incessant, qui est une caractéristique de son activité générale, est très rapide. Il est difficile de provoquer

chez lui des mémorisations simples, comme
dans le cas où l'individu apprend *par cœur*. Au
contraire, sa mémoire est à un haut point intellectuelle.

Cette loi de sa mémoire se vérifie par la difficulté de retenir des faits même habituels quand
ils ne sont pas organisables; on pourrait dire
intellectualisables. Ainsi, lorsque deux hypo-
thèses scientifiques sont possibles, M. H. Poincaré a beaucoup de peine à se rappeler quelle
est celle admise. Un fait remarquable est celui-
ci. Chacun sait que, dans une pile électrique où
les éléments sont constitués par le zinc et le
cuivre, le négatif est donné par le premier. Or,
M. H. Poincaré croit en effet qu'il en est ainsi;
mais il ne saurait l'affirmer, il n'en est pas
assez sûr, parce qu'il n'y a pas de raison suf-
fisante pour qu'il en soit ainsi.

Sa mémoire est donc une mémoire logique
artificielle en un sens. Aussi — malgré sa force
réelle — est-elle, dans le souvenir d'un texte
appris, d'autant plus littérale que les mots tra-

duisent exactement les idées nécessaires à leur enchaînement. Dans un récit concret, il modifiera certains détails et ne le fera pas également dans un texte abstrait.

Les altérations que fait subir l'imagination aux souvenirs sont faibles chez M. H. Poincaré. Dans un récit, il n'invente pas de faits; et les modifications qu'il fait subir au texte ne portent que sur des termes équivalents. Sa mémoire est donc précise, et, dans son exercice, M. H. Poincaré y apporte la rigueur d'un raisonnement.

Il ne semble pas que la force de la mémoire soit une condition de l'intelligence. Or, M. H. Poincaré, qui est incontestablement un esprit remarquable, a une mémoire développée, mais surtout de procédés. Il est peu probable que son intelligence tienne à sa mémoire. Mais d'un autre côté on voit nettement comment son intelligence influe sur sa mémoire, qui en a les caractères généraux.

Enfin il est utile de dire que M. H. Poincaré

pendant les expériences sur la mémoire conserve son air distrait, absent qui lui est habituel. Il paraît ne pas encore avoir compris ce qu'on lui demande, alors que le travail d'organisation se poursuit déjà, exactement, et qu'il est très lucide. Dans ces épreuves, on peut encore constater que son activité intellectuelle générale est vive et rapide[1].

III

ATTENTION

J'étudierai plus loin l'attention de M. H. Poincaré, dans sa fonction générale d'activité, de conduction, ses oscillations, ses distractions.

Ici, je donnerai le résultat de deux sortes d'expériences.

---

1. On trouvera dans H. Piéron. *L'évolution de la mémoire*, des suggestions pour l'interprétation générale de cette fonction.

1. **Temps de réaction**. — Ils ont été pris par M. J. Philippe, chef de travaux à l'école des Hautes-Etudes.

« Ces temps psychiques ont été mesurés au chronoscope de d'Arsonval et suivant la technique exposée dans la *Mesure des temps psychiques*[1]. Le temps de réaction aux excitations auditives a été le seul mesuré, mais il l'a été assez souvent pour bien mettre en lumière un certain nombre des habitudes du sujet.

« M. H. Poincaré a paru se soumettre à cet examen de la durée de ses opérations psycho-physiologiques comme à une formalité qui l'intéressait médiocrement. Une fois les indications nécessaires à lui données très rapidement, il s'est assis devant l'appareil, la presselle en main pour répondre à chaque signal auditif, attendant sans autre observation la mise en train de l'appareil. Le fonctionnement du chronoscope l'intéressait visiblement : il

1. Dr Jean Philippe : *Technique du Chronoscope de d'Arsonval pour la mesure des temps psychiques*, Carré et Naud.

voulait (comme il nous l'a d'ailleurs déclaré) se rendre compte par lui-même du mécanisme et de la marche de l'appareil, et cet examen semblait attirer son attention plus que l'observation que nous faisions sur lui et à laquelle il se prêtait pour ainsi dire passivement. De son propre aveu, ses distractions, durant cette expérience, ont été nombreuses, même abstraction faite du temps passé par lui à étudier l'appareil : elles lui venaient, selon sa propre expression, « d'idées qui passaient » à travers les signaux sonores ou ses mouvements de réaction : il n'a presque jamais donné toute son attention aux excitations sensorielles et à la rapidité de ses mouvements pour y répondre.

« Les temps psychiques dont voici les graphiques ont donc été souvent coupés et par conséquent allongés par l'interférence de nombreux temps de distraction. N'y cherchons donc pas la mesure de l'attention d'un sujet qui a l'habitude de réserver son attention à ce qui l'intéresse, par quelque côté que ce soit, qu'il s'agisse de questions rentrant dans le cercle de ses études, ou d'autres objets capables de lui prendre l'esprit. L'examen de l'appareil inventé par son collègue d'Arsonval, et, de temps en temps, la préoccupation de savoir combien duraient ses mouvements de réaction, l'intéressaient plus que le soin de réagir très vite et très régulièrement; encore ces deux choses ont-elles à peine suffi à l'arracher aux idées qu'il voyait passer dans son esprit au cours de l'expérience. D'où son état, mi-attention et mi-rêve, où l'esprit ne prend pas complètement le courant des événements qui nous entourent.

« Les réactions auditives mesurées l'ont été d'abord à l'état indifférent (fig. 22), c'est-à-dire en cherchant simplement à répondre, par un mouvement le plus rapide possible, à la sensation de son. Sous cette forme, les réactions de M. H. Poincaré sont remarquablement irrégulières : elles oscillent entre 10 et 30 centièmes de seconde, alors que les variations de durée, chez les sujets ordinaires, se cantonnent ordinairement entre 10 et 15 centièmes. S'il fallait le juger par cette expérience, M. H. Poincaré serait notablement dépassé par les manieurs de chiffres du genre d'Inaudi ; il n'a ni la même rapidité, ni la même régularité, et, pour les raisons que nous avons dites plus haut, il a été loin de montrer la même facilité d'adaptation aux conditions de cette expérience. Ce n'est pas ce côté qui attire son activité mentale : il regarde en rêveur ou s'en désintéresse, selon l'expression de M. Bergson : lui-même n'eut d'ailleurs pas l'impression d'accorder à ces actes une attention suivie, sauf entre les deux croix au milieu du graphique (fig. **22**), après quelques réactions de mise en train. Aussi, pourrait-on considérer les neuf réactions de cette période comme représentant la durée du temps psychique dans l'état d'attention ordinaire : elles donnent une durée moyenne de 16,5 centièmes de seconde, durée sensiblement plus longue que chez les sujets ordinaires.

« Le graphique (fig. 20) présente le tableau de temps des réactions auditives motrices ; c'est-à-dire qu'au lieu de réagir au signal sonore en appliquant son attention à la fois au signal à entendre et au mouvement à donner en réponse, on s'attache avant tout à faire le mouvement le plus vite possible. Les conditions de l'expériences n'étaient donc plus les mêmes, l'élément moteur prenait le pas sur l'élément sensoriel. Les résultats ont été d'abord meilleurs, et tendraient à classer M. H. Poincaré parmi les moteurs, si l'on s'en référait uniquement aux neuf premières réactions de cette seconde série : elles oscillent, en effet, sauf une, entre 10 et 13,5 centièmes de seconde et donnent 11,5 centièmes de seconde pour le temps moyen nécessaire chez le sujet examiné à cette opération psycho-physiologique. Mais, ici encore, la distraction est venue très rapidement allonger démesurément les temps de réaction et en bouleverser la régularité ; la simple inspection globale du graphique nous montre

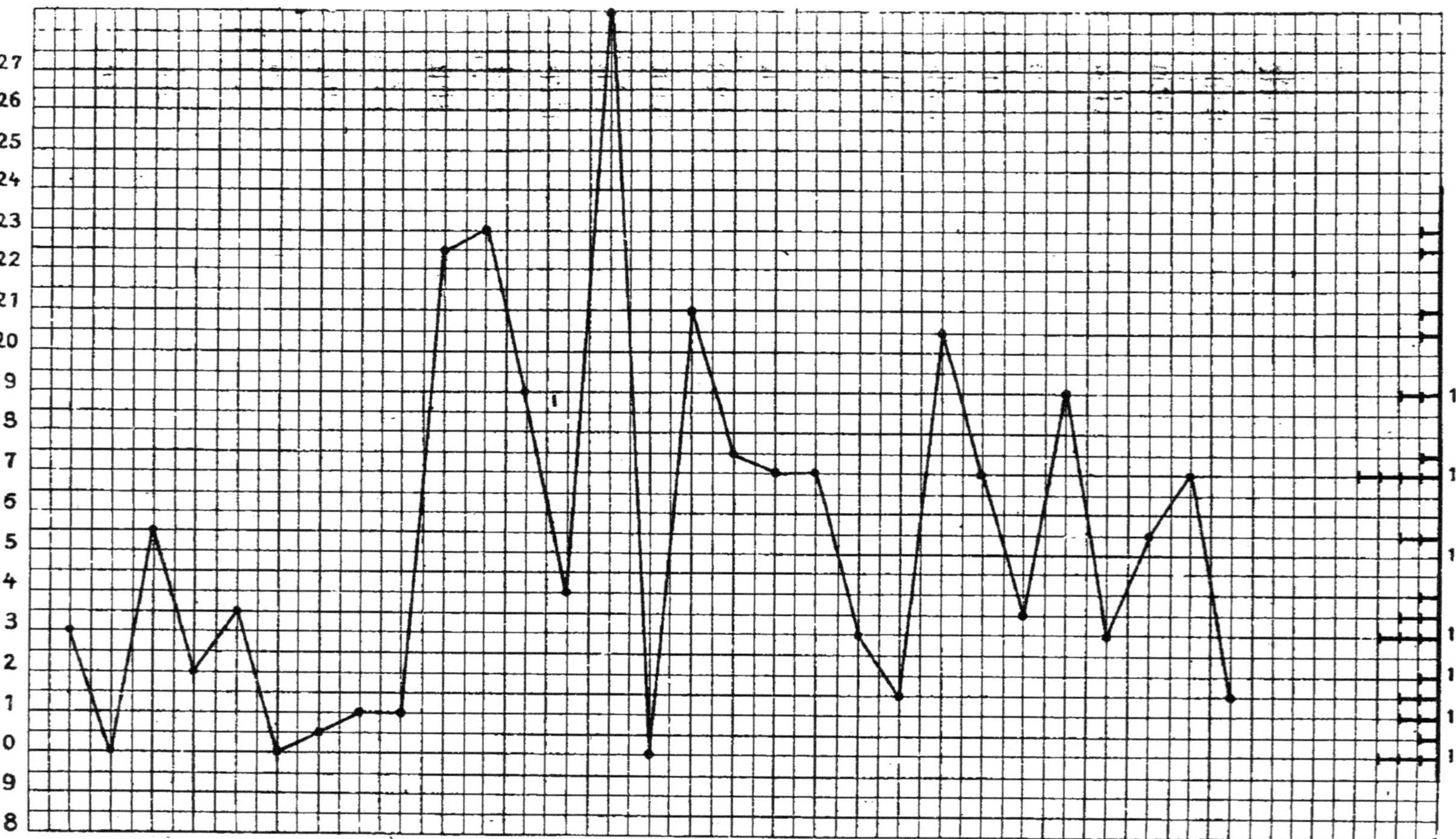

Fig. 20. — Temps des réactions auditives motrices.

une énorme proportion de distraction. Ici encore l'attention a donc été tout à fait transitoire et irrégulière. Non qu'elle ait été absente de l'expérience à laquelle s'était soumis M. H. Poincaré ; — mais au lieu de suivre exactement les indications préliminaires qui lui avaient été données et auxquelles on doit se conformer pour les observations de ce genre ; au lieu de s'appliquer d'abord à écouter le signal, et surtout à faire, sans autre préoccupation, son mouvement de réaction au signal, sans plus, en concentrant toute son activité mentale sur ces deux opérations, M. H. Poincaré s'est laissé aller à examiner comment il se comportait dans ces expériences : il s'est observé pour tâcher de voir s'il réagissait plus ou moins rapidement, et la part d'attention qu'il a donnée à cet examen, il n'a pu la consacrer à rendre plus rapides ses mouvements pour répondre au signal : d'où leur irrégularité. En pareil cas, si l'on veut atteindre la perfection, il ne faut pas être à la fois l'observateur et le sujet. Cette première curiosité une fois satisfaite, les temps de réaction sont d'ailleurs devenus plus réguliers, comme on peut le voir sur le graphique (fig. 21) : ils oscillent entre 10 et 12 centièmes de seconde, ce qui autorise, à ce point de vue, à classer M. H. Poincaré plutôt parmi les moteurs.

« En résumé, l'attention s'est montrée variable et très mobile durant ces expériences, qui ne se rattachent que d'assez loin au courant d'idées où M. H. Poincaré a l'habitude de penser. »

Ces observations du Dr J. Philippe seront interprétées plus loin dans une synthèse de l'activité de M. H. Poincaré.

2. CORRECTION D'ÉPREUVES. — Voici maintenant une autre expérience sur l'attention.

Dans un texte de journal de 200 mots, il doit barrer les *a*. Ce texte comprenait 91 *a*. M. H. Poincaré a fait ce travail (fig. 23) en 1 minute 45 secondes et a omis 2 *a*. Mais plusieurs fois il est revenu en arrière pour bar-

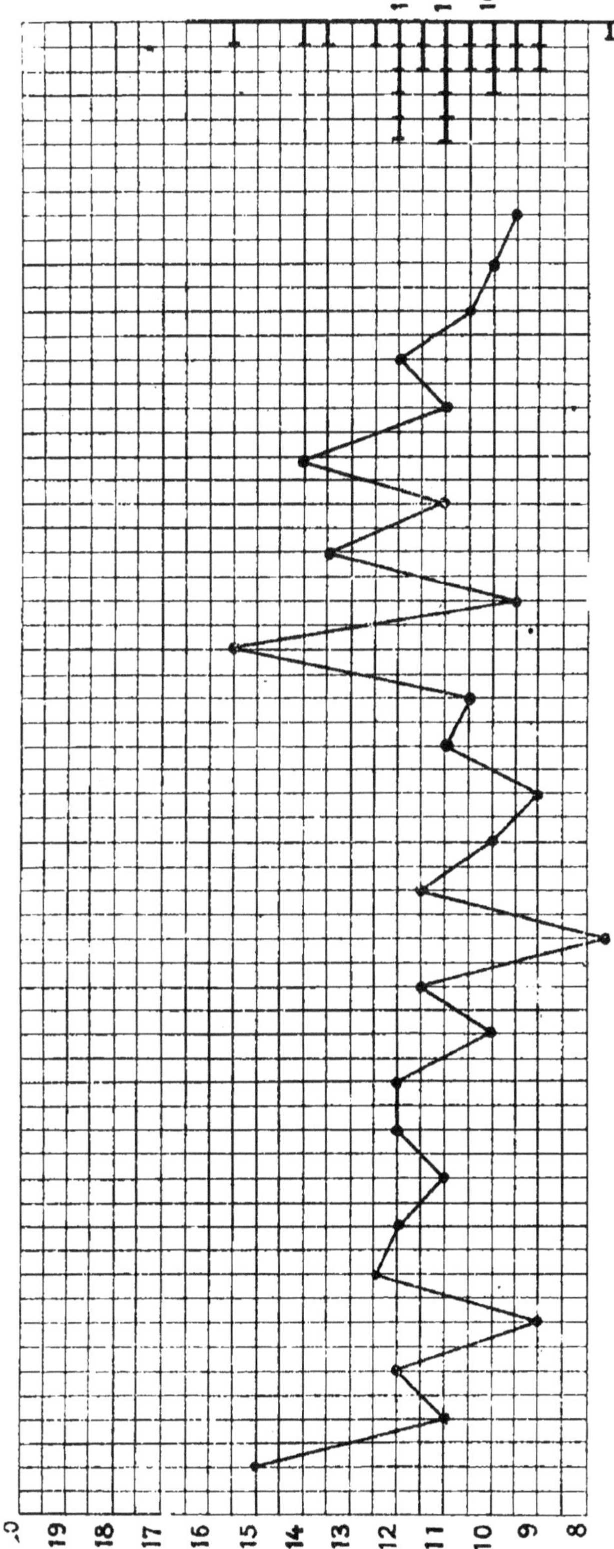

Fig. 24. — Suite des réactions auditives motrices.

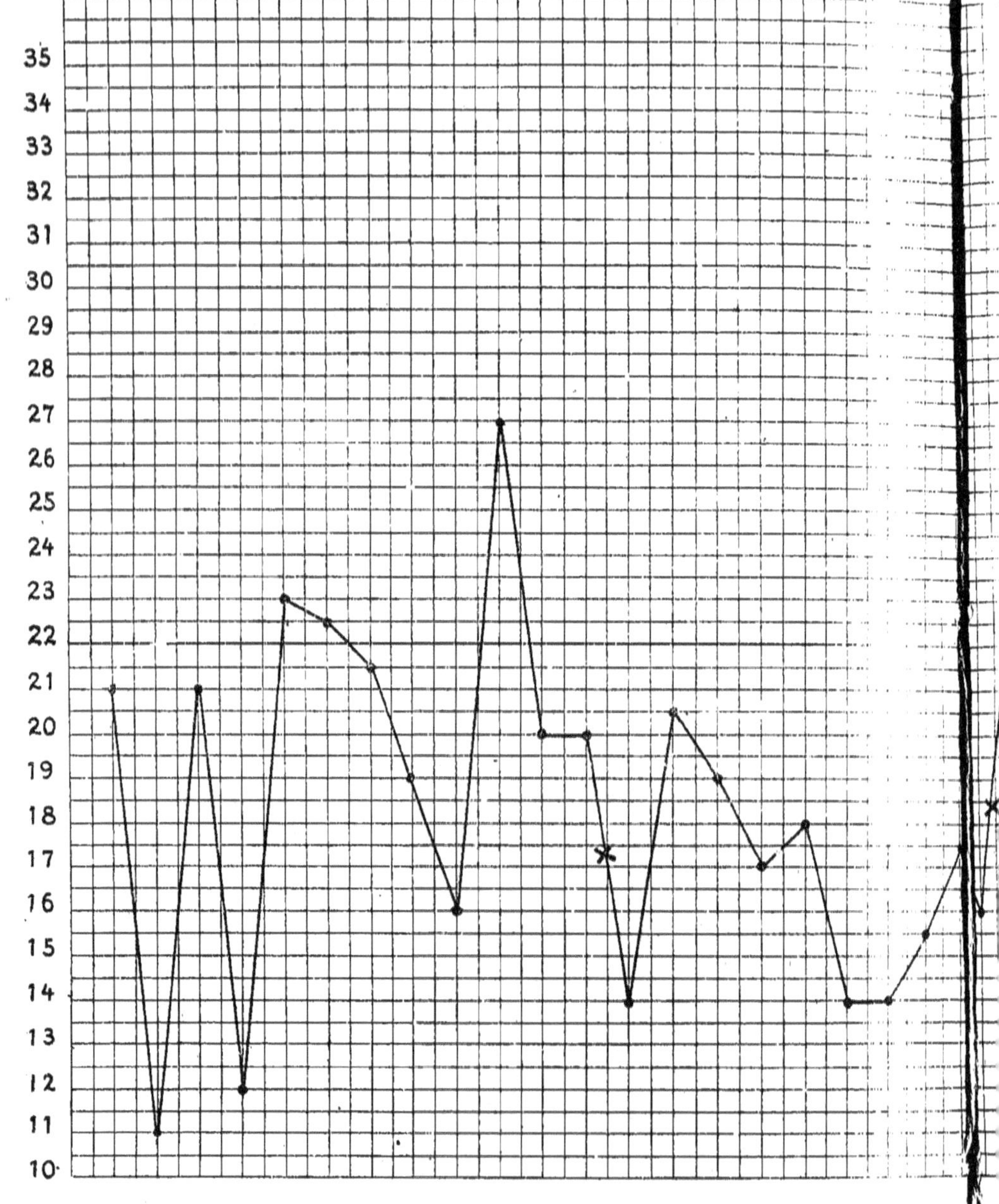

FIG. 22. — Temps des réac...

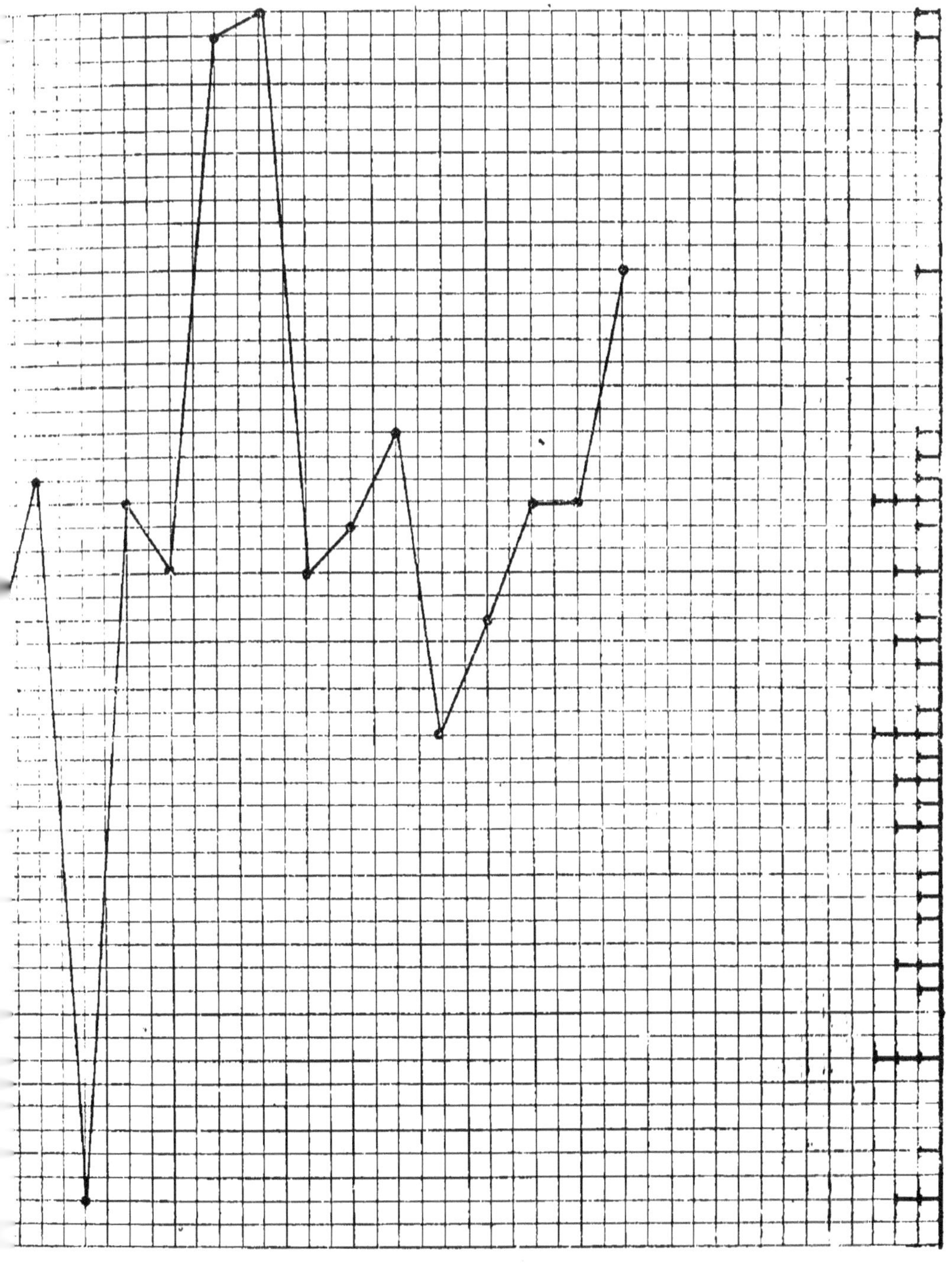

uditives indifférentes.

Cependant, je ne pus m'empêcher, avec
la nature particulière de mon esprit, de
faire cette réflexion qu'un hasard singulier mettait comme on dit vulgairement
la charrue avant les bœufs, et que j'al-
lais faire couper le cou à deux assassins
avant d'en avoir arrêté un seul.

M. Taylor m'emmena chez le procureur général, qui nous donna les derniè-
res instructions et nous remit les plis à
faire parvenir aux intéressés, à l'aumô-
nier, au colonel de la garde républicaine, au colonel de la gendarmerie de
la Seine, au commissaire de police du
quartier de la Roquette, au commissaire
de Gentilly, qui a le Champ des Navets
dans sa circonscription, etc., etc.

Tout en écoutant avec la plus grande
attention les recommandations de M. le
procureur général, je remarquai tout à
coup, affalé sur une chaise, un homme
enveloppé d'une redingote trop large,
dont les grosses mains tenaient mala-
droitement un énorme parapluie. Il avait
l'air si humble, si triste, que je me
demandais si c'était lui qui devait
être exécuté. A chaque instant, il inter-
rompait le procureur général, mais d'une
voix basse, confuse, et je ne distinguais
que ces mots répétés avec obstination :
« L'instrument !..

Fig. 23.

rer un *a* omis. En le voyant opérer, on se rend compte de ses sautes fréquentes d'attention volontaire.

M. H. Poincaré me déclare qu'il ne s'aide dans ce travail d'aucun raisonnement. Il ajoute qu'il laisse souvent des coquilles dans les épreuves qu'il corrige.

Zola, qui avait fait le même travail sur un texte de 200 mots, n'avait oublié qu'un *a*; mais il avait employé le double de temps.

IV

ASSOCIATION DES IDÉES

Deux expériences ont été faites. Dans la première, le sujet écrit 12 mots qui lui viennent immédiatement à l'esprit; ensuite, il explique comment les mots lui sont venus. On note comment une idée en amène une autre, par quel mécanisme ces associations se sont faites, si elles sont logiques, systématiques, ou automatiques, verbales. On peut de la sorte pénétrer dans la pensée de l'individu et connaître la marche des idées.

Voici les mots que **M. H.** Poincaré a écrits en une minute (fig. 24) :

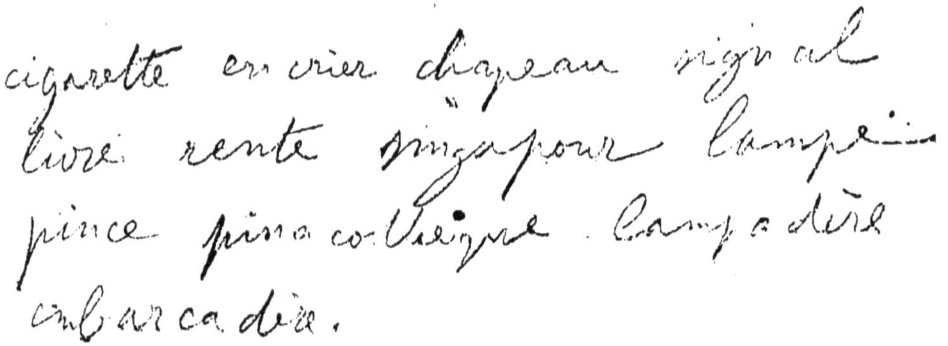

Fig. 24. — Ecriture réduite.

M. H. Poincaré a pu donner quelques explications sur la production de ces mots :

Cigarette : Il venait de faire la description de la cigarette.

Encrier : Il en avait un sous les yeux.

Chapeau : Souvenir d'une expérience où ce mot figurait.

Signal : Souvenir d'une expérience.

Livre : Il en avait un sous les yeux.

Rente : Par l'intermédiaire du Grand-Livre.

Singapour : Probablement éveillé par le mot signal — qu'il voyait écrit.

Lampe : Pas d'explication.

Pince : Probablement par la ressemblable de l'image auditive de ce mot avec celle de Singapour.

Pinacothèque : Association visuelle (?) avec le mot pince.

Lampadère : Association auditive (?).

Embarcadère : Association auditive avec le mot précédent.

Les cinq premiers mots se rapportaient à des objets présents ou au souvenir d'expériences récentes, ce qui paraîtrait indiquer que l'attention était à ce moment fixée sur ce que l'on faisait et ce qui l'entourait. Les autres mots sont de pures associations verbales. Et il semble qu'à ce moment M. H. Poincaré a dû éprouver une saute de l'attention, comme cela est habituel chez lui, surtout dans le cas de désintérêt. Toutefois, il faut remarquer que M. H. Poincaré était conscient, lucide à l'égard de ces phénomènes mentaux, puisqu'il a pu les expliquer.

Enfin, il est bon de noter qu'il n'a eu aucune représentation visuelle nette pendant cette expérience.

Une autre expérience a consisté à écrire immédiatement, à la suite de chaque mot d'une iste préparée, le premier mot qui vient à l'esprit. Le sujet est ensuite interrogé sur les conditions où les idées se sont présentées. On peut ainsi se rendre compte de la nature des associations les plus fréquentes.

Voici les mots donnés et en regard les mots écrits par M. H. Poincaré (fig. 25).

L'expérience a été courte, 40 secondes. On voit que les associations ont été purement ver-

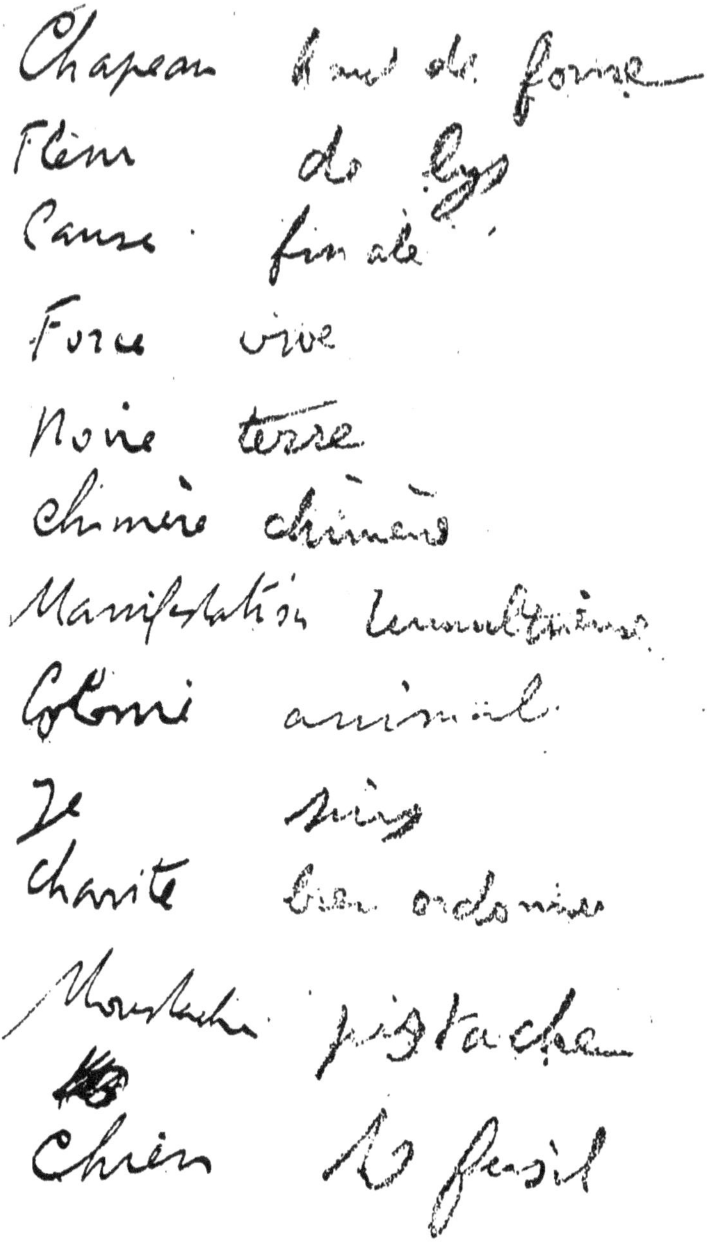

FIG. 25. — Les mots de la colonne de droite ont été écrits
par M. H. Poincaré.

bales et ont encore trahi l'automatisme. Le mot *noire* a fait penser à Terre-noire. M. H. Poincaré dit que les associations ont été nettement auditives et qu'il n'a eu aucune représentation visuelle.

V

OBSERVATION

Utilisant une expérience de M. A. Binet[1], j'ai demandé à M. H. Poincaré de décrire une cigarette que je lui plaçais devant les yeux. Voici la description qu'il a faite :

Description de la cigarette.

« Un long cylindre blanc, surface lisse coupée
« seulement par deux plis du papier mal
« tendu, l'une des extrémités est fermée par
« un pli bien net; j'aperçois en outre trois

1. *Année psychologique*, III, 1897, p. 325.

« brins de tabac qui dépassent l'autre extré-
« mité ouverte. L'ombre portée est très noire
« dans le voisinage immédiat de la cigarette et
« s'estompe ensuite légèrement, le reflet du
» papier-buvard sur lequel la cigarette est
« posée ressort vivement en blanc entre l'ombre
« portée et la partie la plus foncée de l'ombre
« propre, je remarque également une inscrip-
« tion en lettres bleues sur le papier à ciga-
« rette. »

M. Binet a classé les sujets qui avaient décrit une cigarette en quatre groupes : 1° simple description de l'objet; 2° description avec réflexions et jugements; 3° érudition, exposé de ce qu'on a appris à ce sujet; 4° fantaisie, sentiment à cette occasion.

La description de M. H. Poincaré serait donc du premier type. On peut remarquer que M. H. Poincaré voit avec une grande lucidité et décrit clairement la cigarette comme objet visuel.

VI

LANGAGE

1. Parole. — M. H. Poincaré parle correctement, mais avec une timidité dont il a conscience. Aussi évite-t-il de prendre la parole en public sans préparation, sauf dans les milieux scientifiques. Quand il a à prononcer un discours, comme il le fit au jubilé de Hermite, il l'écrit à l'avance. Tout au moins prépare-t-il un certain nombre de phrases et les prononce-t-il à haute voix chez lui; c'est d'habitude le début de son allocution. Quand il dit son discours, les phrases toutes faites lui reviennent facilement. Mais il n'a jamais eu l'idée d'écrire un discours et de l'apprendre par cœur. Il vise surtout la clarté et ne cherche pas la correction; aussi répète-t-il les mots si cela est plus clair.

2. Écriture. — Le langage écrit est plus aisé chez M. H. Poincaré. Il écrit facilement dans un langage correct, précis, clair. Il ne craint pas la répétition des mots, cherchant surtout la clarté et pensant que, chaque mot signifiant quelque chose de précis, il est difficile d'en remplacer un par un autre. Il fait peu de ratures, et ses phrases sont correctes sans recherche. Voici un exemple familier (fig. 27) et un autre (fig. 35) :

Il n'attache pas d'expression esthétique à certains mots ni à certaines lettres, soit vus, soit entendus. Cependant il est choqué par une orthographe irrégulière et notamment par l'orthographe nouvelle. Il n'aime pas l'écriture allemande. Il n'aime pas employer la lettre o parce qu'elle se confond avec le zéro et l'x parce qu'elle est un peu plus difficile à tracer. Dans ces deux répugnances, aucun motif d'ordre sentimental. Il n'a pas fait d'observations particulières au sujet des chiffres. Enfin, il aime écrire sur du papier réglé de grand format.

11.

Je suis particulièrement heureux d'avoir été désigné pour représenter à cette fête l'Université de Paris. Je ne puis oublier en effet tout ce qui nous rapproche de la Belgique, le voisinage, une foule de souvenirs communs, la langue aussi, car si votre pays est bilingue, la langue française est celle dans laquelle la Belgique pense; et elle est comme un véhicule grâce auquel les idées passent aisément d'un côté de la frontière à l'autre et tendent constamment à rapprocher les cœurs. La littérature française n'est pas pour vous de la littérature étrangère, et de notre côté, il nous arrive bien souvent d'oublier qu'un Maeterlinck par exemple n'est pas tout à fait un des nôtres.

Et puis j'ai plaisir à saluer ici une grande œuvre, qui est une œuvre de liberté. L'amour de la liberté est né chez vous d'un lointain atavisme, du souvenir de vos libres communes du moyen âge; c'est pour cela que vous ne vous bornez pas à lui rendre un culte, mais que vous savez le pratiquer. C'est là un grand exemple que vous nous donnez.

Il y a deux sortes de liberté, celle de la corporation dans l'État, celle des esprits dans la corporation. Vous possédez à la fois l'une et l'autre; nous, nous n'avons que la seconde; qui est il est vrai la plus importante; les mauvais jours de 1851 sont bien oubliés, et une institution où deux esprits d'opinions philosophiques aussi opposées que Pasteur et Berthelot ont pu

Fig. 26. — Ecriture de M. H. Poincaré sur papier réglé horizontalement. Grandeur naturelle.

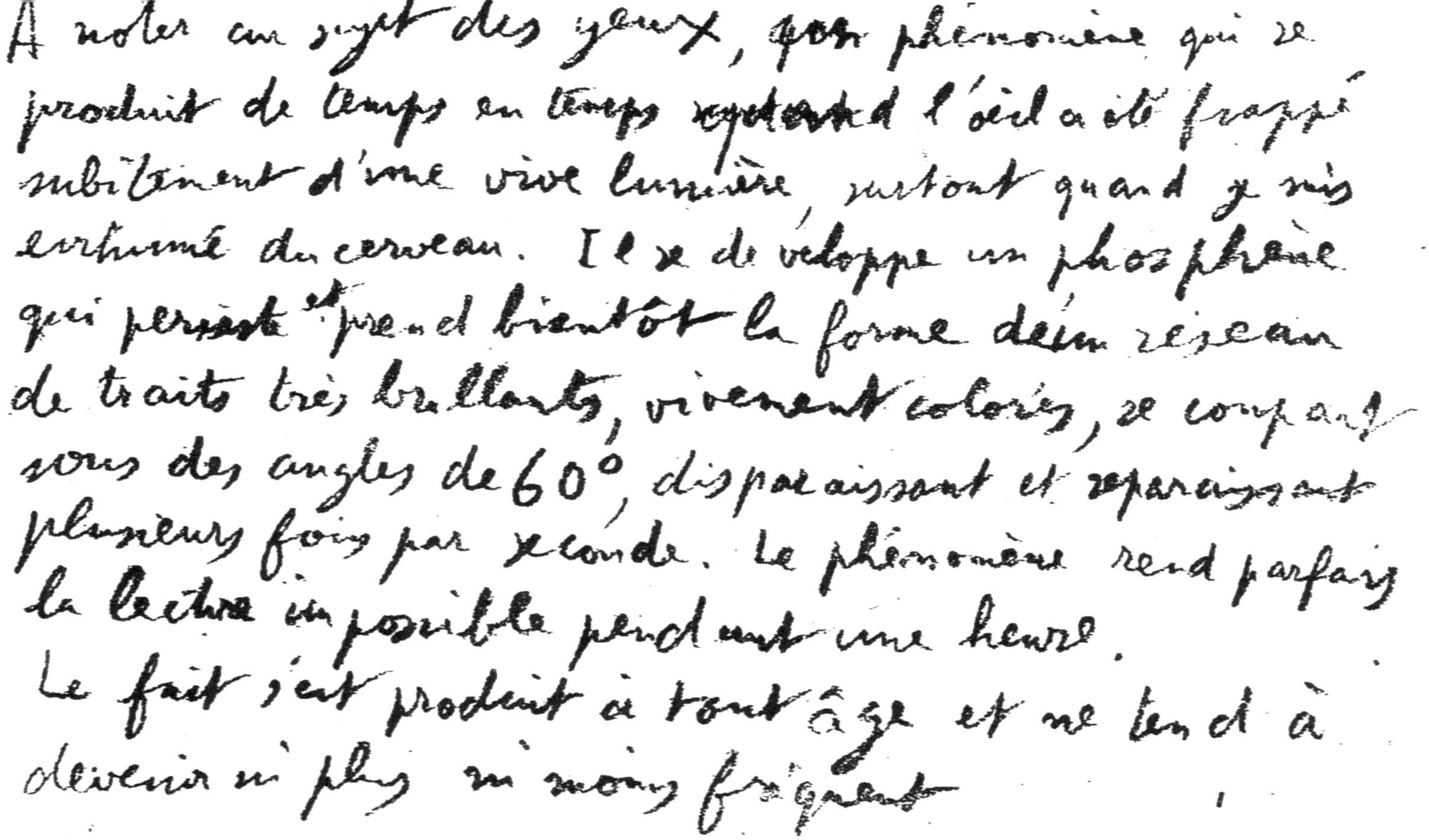
A noter au sujet des yeux, un phénomène qui se
produit de temps en temps quand l'œil a été frappé
subitement d'une vive lumière, surtout quand je suis
enrhumé du cerveau. Il se développe un phosphène
qui persiste et prend bientôt la forme d'un réseau
de traits très brillants, vivement coloriés, se coupant
sous des angles de 60°, disparaissant et reparaissant
plusieurs fois par seconde. Le phénomène rend parfois
la lecture impossible pendant une heure.
Le fait s'est produit à tout âge et ne tend à
devenir ni plus ni moins fréquent.

Fig. 27. — Ecriture de M. H. Poincaré. Grandeur naturelle.

Cher Monsieur,

J'ai bien tardé à vous répondre

Excusez-moi; vous pourrez vous
servir de cette lettre comme
document graphologique.

Je n'ai pas d'ailleurs deux
écritures, l'une soignée et l'autre
rapide.

Maintenant si cela vous intéresse
je vais vous donner au verso un
spécimen de mon écriture de la
main gauche.

je suis être eo   il est   nous sommes
vous êtes   ils sont   j'étais
tu étais   il était   nous étions
vous étiez   ils étaient
je fus   tu fus   il fut   vous fûtes
vous fûtes   ils furent

FIG. 28. — Ecriture réduite de M. H. Poincaré. En haut,
main droite: en bas, main gauche.

M. H. Poincaré n'a jamais su faire une belle écriture. Il écrit toujours de la même manière et n'a pas une écriture plus appliquée que l'habituelle. Son écriture (fig. 26) est de grandeur moyenne, horizontale[1], régulière pour la direction, les marges et les interlignes, égale pour la hauteur des caractères. Les lettres sont reliées entre elles; elles sont toutes formées. Les majuscules sont le plus souvent en caractères typographiques. Les accents, les signes de ponctuation et autres sont rarement omis. La marge est étroite, et le début de l'alinéa est sur la même ligne que le reste.

M. H. Poincaré écrit facilement de la main gauche (fig. 28 et 29). Il s'y était exercé étant enfant.

L'écriture n'est pas renversée en miroir. Il peut aussi écrire des deux mains (fig. 30), quoique dans ce cas la main gauche demeure

---

1. Pour l'horizontalité des lignes, voir les autres écritures (fig. 27, notamment).

moins habile ; mais il n'y a pas d'écriture spé-
culaire.

Il semble — autant qu'on peut interpréter

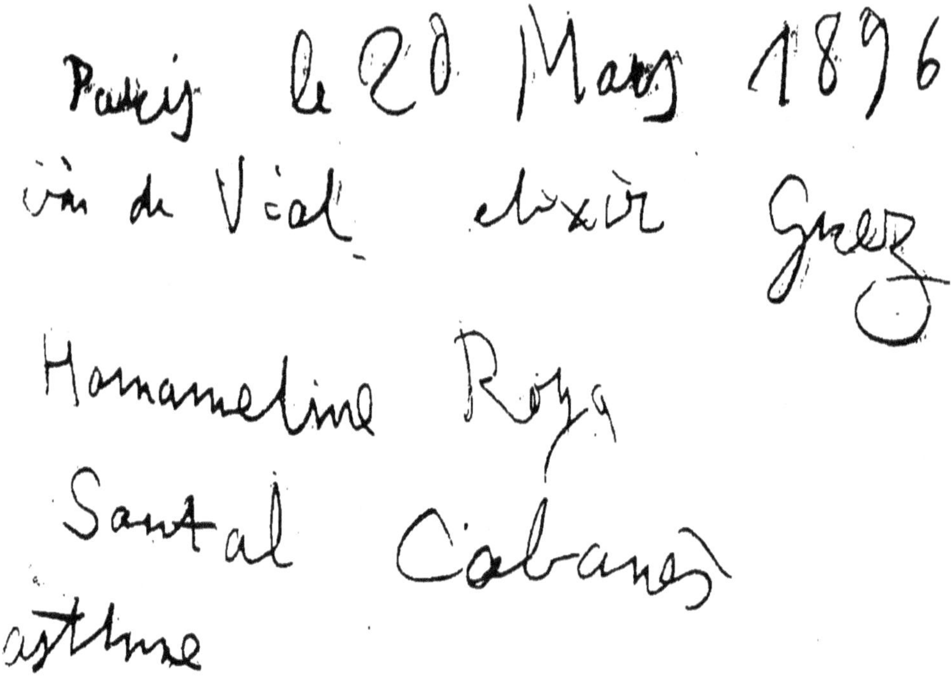

FIG. 29. — Ecriture rapide (réduite) de la main gauche de
M. H. Poincaré.

actuellement une écriture — que celle de M. H.
Poincaré a la régularité d'un geste automatique, comme si chez lui l'expression verbale
graphique suivait — ainsi qu'un haut réflexe —

la pensée. Mais elle indique aussi que cette pensée elle-même a une activité aisée, régu-

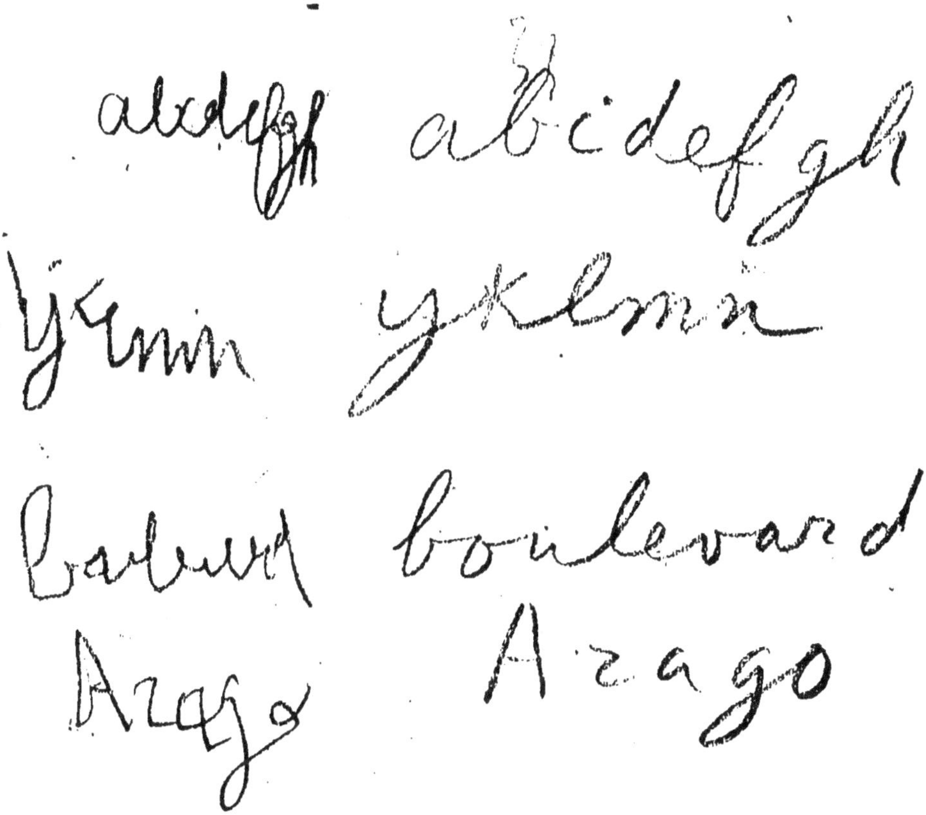

FIG. 30. — Ecriture réduite simultanée des deux mains, de M. H. Poincaré. La main gauche est à gauche du dessin.

lière, sans effort apparent. Et nous verrons plus loin que ces signes concordent avec les autres relevés dans cette observation.

3. Langage intérieur. — Pour essayer de déterminer le type auquel appartient M. H. Poin-

G	A	O	E
L	M	R	S
P	Z	N	F

Fig. 31. — Tableau lu.

G	A	O	E
L	M	R	S
P	_G_	_H_	_K_

Fig. 32. — Tableau reproduit.

caré, je me suis servi du test de MM. A. Binet
et V. Henri[1]. L'expérience consiste à montrer

(1) *Année psychologique*, 1896, p. 442.

au sujet un tableau (fig. 31) où sont figurées
des lettres dans des cases. Il doit ensuite les

C	L	F	Z
N	K	B	V
S	R	G	T

FIG. 33. — Tableau lu.

C	L	F	Z
R	K	»	»
S	R	G	T

FIG. 34. — Tableau reproduit.

reproduire dans un tableau blanc semblable
(fig. 32) et dire comment il a retenu les lettres.

La reproduction a été exacte dans les deux
premières lignes. M. H. Poincaré s'est bien

rendu compte qu'il a retenu les lettres par le son
seul et que la disposition des lettres sur le
tableau ne l'a pas aidé. Il s'est donc bien montré
auditif dans cette expérience. Ensuite, il répète
mentalement les lettres pour les fixer.

Comme d'habitude chez M. H. Poincaré,
l'analyse, le raisonnement sont intervenus pour
aider la mémoire. Ainsi, dans la première
ligne, les lettres G, A, O ont éveillé l'idée du
mot géologie ; dans la deuxième ligne, les
lettres L M, leur succession dans l'alphabet.

Voici une autre expérience (fig. 33 et 34).

Le résultat est le même. Il a retenu par le
son en s'aidant de l'analyse. La première ligne
a éveillé le nom du chimiste Cloëz ; la dernière ligne, l'étoffe de serge.

VII

CARACTÈRE. HABITUDES. OPINIONS

Je rangerai dans ce chapitre les notes que j'ai prises sur divers points de la psychologie de M. H. Poincaré. Elles ne visent pas à combler les lacunes de cette observation. Ainsi, je n'ai pas pu étudier méthodiquement la fonction logique de jugement et de raisonnement. Je pourrais dire seulement qu'il apparaît comme exerçant surtout le raisonnement intuitif, rapide, spontané. C'est l'impression qu'il m'a faite dans mon examen; c'est ce qui semble ressortir de ses écrits.

Il est bon de noter la mimique de M. H. Poincaré, car elle est caractéristique de son activité mentale générale. Ce qui domine dans sa physionomie, c'est une expression constante de distraction. On lui parle, et l'on a le sentiment qu'il n'a pas suivi ou saisi ce qu'on lui disait, alors même qu'il répond ou réfléchit à la question posée. Au cours de mes examens, j'avais généralement cette impression, et déjà il commençait l'expérience. Mais il arrive aussi que cet air absent manifeste un état de distraction réelle. On verra plus tard comment ces signes peuvent être expliqués.

Dès que M. H. Poincaré a une activité intellectuelle un peu vive, à l'occasion même d'une simple conversation, il se promène, — s'il est debout, — les mains derrière le dos, le front plissé, le regard mobile, les paupières clignotantes. Il ne peut rester longtemps assis ou conserver la même position.

M. H. Poincaré croit avoir un caractère calme, doux et égal. Mais il n'a pas de patience pour aucune action, ni même pour le travail.

Il n'est pas passionné ni pour ses sentiments ni pour ses idées, et il n'est pas liant ni confidentiel.

Soit
$$u = \int^{x} F(x,y)\,dx, \qquad \text{on aura } \frac{du}{dy} = \int^{x} \frac{dF}{dy}\,dx \qquad\qquad x \text{ constant}$$

Soit maintenant :
$$x = \theta(z,y) \qquad u' = \int^{z} F \frac{dx}{dz}\,dz \qquad\qquad z \text{ constant}$$

il viendra :
$$\frac{du'}{dy} = \int \frac{d}{dy}\left(F \frac{dx}{dz}\right) dz = \int\left(\frac{dF}{dy}\frac{dx}{dz} + F \frac{d^2x}{dy\,dz}\right) dz$$
$$+ \frac{dF}{dx}\frac{dx}{dy}\frac{dx}{dz}$$

$$\frac{d(u'-u)}{dy} = \int\left(F \frac{d^2x}{dy\,dz} + \frac{dF}{dx}\frac{dx}{dy}\frac{dx}{dz}\right) dz = \int \frac{\partial}{\partial z}\left(F \frac{dx}{dy}\right) dz = F \frac{dx}{dy}$$

ce qu'on obtiendrait également en dérivant (pour limite supérieure variable)
$$\frac{du'}{dy} = \int \frac{dF}{dy}\,dx + F \frac{dx}{dy}.$$

La formule est réciproque ; car si on passe de u à u', F se change en $F \dfrac{dx}{dz}$

or Soit $\varphi(x,y,z) = 0$; d'où : $\dfrac{dx}{dy} = -\dfrac{\frac{d\varphi}{dy}}{\frac{d\varphi}{dx}}$; $\dfrac{dx}{dz} = -\dfrac{\frac{d\varphi}{dz}}{\frac{d\varphi}{dx}}$, $F = \dfrac{R}{\frac{d\varphi}{dz}}$

R se change en −R
$$\frac{d(u'-u)}{dy} = -\frac{R}{\frac{d\varphi}{dz}}\frac{\frac{d\varphi}{dy}}{\frac{d\varphi}{dx}} \qquad \text{formule réciproque}$$

supposons que R dépende de x, y et z ; nous aurons :
$$\frac{du}{dz} = \int \frac{\partial}{\partial u}\left(\frac{R}{\varphi'_z}\right) dx = \int\left[\varphi'_z \frac{d}{dy}\left(\frac{R}{\varphi'_z}\right) - \varphi'_y \frac{d}{dz}\left(\frac{R}{\varphi'_z}\right)\right] \frac{dx}{\varphi'_z}$$

FIG. 35. — Manuscrit de M. H. Poincaré.

Dans la vie pratique il se montre discipliné et c'est là un des éléments essentiels de son caractère.

Au point de vue de la décision volontaire dans les idées et les actes, il est hésitant. Il a l'habitude de prendre un parti assez vite, sinon, en attendant, il aurait une difficulté croissante à se décider.

M. H. Poincaré n'est pas ordonné, bien qu'il apprécie la valeur de cette qualité. Il préférerait avoir ses affaires rangées; mais il n'a pas le goût de s'y appliquer.

Il aime la musique. Son auteur préféré est Wagner. Il retient peu les airs. Il n'est pas exécutant, quoiqu'il ait fait dans sa jeunesse un peu de piano.

Il dessine un peu. Je lui ai demandé de faire une charge, voici le dessin qu'il a fait (fig. 36).

En faisant cette charge, il ne s'est pas représenté de figure. Il n'a pas le don de mimer.

Il ne joue pas aux échecs et croit qu'il ne pourrait pas faire un bon joueur à cet exercice.

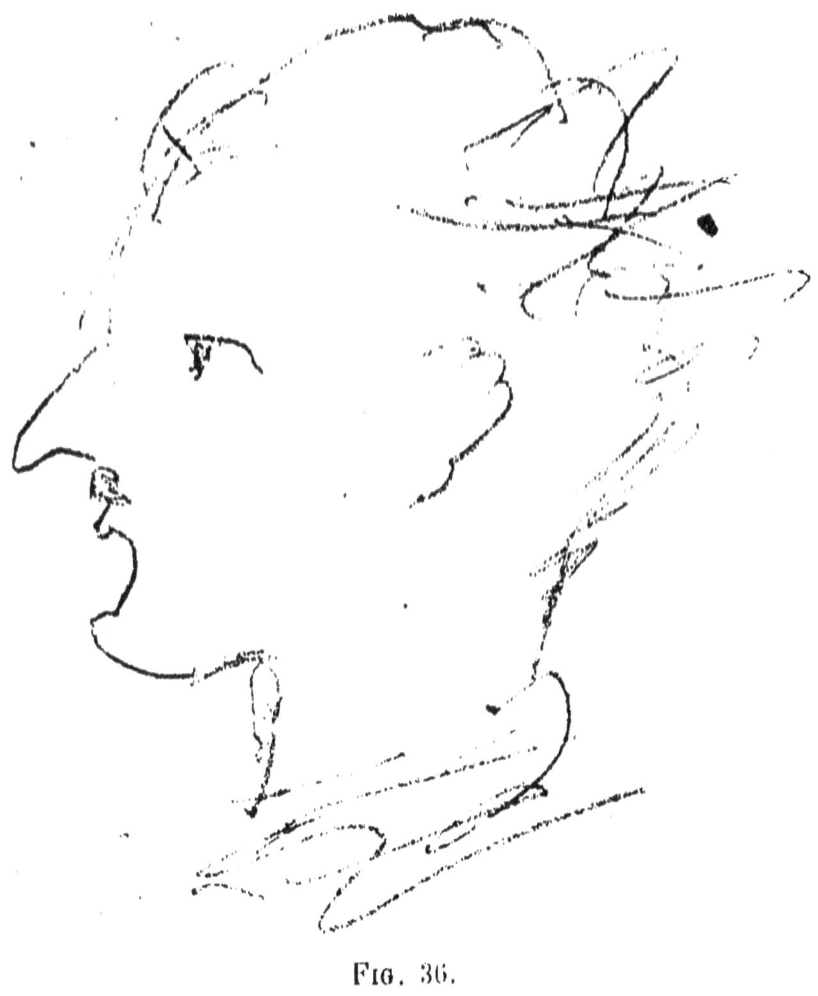

Fig. 36.

Il n'est pas chasseur.
Le sommeil est souvent mauvais, avec des

interruptions quotidiennes, qui se prolongent pendant 2 ou 3 heures. Aussi M. H. Poincaré reste-t-il longtemps au lit (de 10 heures à 7 heures) pour arriver à un sommeil effectif de 7 heures. Ces insomnies sont d'habitude liées à des maux d'estomac.

Pendant ses insomnies, il lui arrive de travailler. Mais alors il lui faut un long temps pour se rendormir. Aussi cherche-t-il plutôt à éviter ce travail de tête. Le sommeil n'est pas profond. Le moindre bruit amène le réveil. Au moment de s'endormir, il a des sensations visuelles, dont le souvenir n'est pas toujours conservé. Les scènes, à caractère plutôt pénible, qui se déroulent sont surtout visuelles. Les personnages muets sont mobiles et d'une grande intensité visuelle. Il se rend compte que cela n'est pas réel.

Ces phénomènes n'ont pas lieu tous les jours et ne paraissent pas liés à la fatigue physique. Ces sensations sont plus illogiques que dans le rêve. Il est bon de remarquer

qu'à l'état de veille il n'y a pas d'images visuelles.

M. H. Poincaré croit rêver toujours ; mais il
se rappelle mal et souvent pas du tout ses rêves.
Ceux dont il conserve la conscience ne sont que
rarement en rapport avec ses travaux ; et il ne
lui est jamais arrivé de trouver en rêvant des
solutions de problèmes. Jusqu'à l'âge de vingt
ans, il parlait dans ses rêves ; après cet âge, cela
ne lui est plus arrivé habituellement. Il croit
qu'il a durant son sommeil des mouvements
vifs.

J'ai demandé à M. H. Poincaré quelles
étaient ses opinions sur les questions les plus
courantes.

Au point de vue religieux, il croyait au
moment de sa première communion, puis, pro-
gressivement, le doute est venu et, vers l'âge
de dix-huit ans, il a cessé de croire.

Il est pour la libre pensée, pour le droit de
rechercher et de dire la vérité, et, pour cela,
opposé à l'intolérance cléricale.

En politique, il professe une opinion républicaine et il pense que l'État ne doit pas trop intervenir, sauf cependant dans certaines affaires, comme les affaires d'hygiène.

Je lui ai demandé ce qu'il pensait de l'égalité politique qui confère à tous, plus ou moins instruits, des pouvoirs égaux. Elle lui paraît nécessaire. Il pense, notamment, que les classes dirigeantes ne sont pas plus éclairées pour la direction des affaires publiques.

Il est pour la propriété individuelle et le droit de léguer en ligne directe; mais le droit de léguer en ligne collatérale lui semble contestable.

Sur les droits politiques des femmes, il ne fait pas d'objection théorique; mais il craint l'influence cléricale sur leur action politique.

Il n'y a aucune objection juridique à leur jouissance des droits civils.

M. H. Poincaré travaille régulièrement le matin de 10 heures à midi, l'après-midi de 5 heures à 7 heures, et jamais le soir après le dîner. Il ne peut s'appliquer avec fruit que pendant deux heures consécutives. Un travail plus prolongé ne donnerait pas davantage.

Durant les vacances, il prend un repos intellectuel complet.

Pendant le travail de réflexion, il se promène volontiers. Il souffre d'ailleurs de rester longtemps assis.

Le plus intéressant est la manière dont il travaille.

Pour la préparation, il prend peu de notes. Souvent, il ne fait pas de plan ou se contente de disposer sur le papier quelques idées à développer. Mais. d'ordinaire, il commence un mémoire sans avoir dans sa tête la solution et les développements des problèmes qu'il va aborder.

La mise en train est généralement facile. Alors, il se sent conduit par son travail et n'a pas l'impression d'un effort volontaire. A ce moment, il est difficilement distrait.

Quand il cherche, il écrit souvent une for-

mule, automatiquement, pour éveiller des associations d'idées.

Si la mise en train est pénible, M. H. Poincaré ne persiste pas et il abandonne le travail
commencé, à l'opposé de Zola, qui persévérait.

Le désintérêt est la cause la plus puissante
de la difficulté de travail. L'effort volontaire
chez M. H. Poincaré peut malaisément vaincre
cet obstacle.

Dans certains travaux, M. H. Poincaré pro-
cède par à-coups, prenant et abandonnant
un sujet. Pendant les intervalles, il suppose,
comme nous le verrons dans un autre chapitre, que son inconscient continue le travail
de réflexion.

L'arrêt du travail est difficile s'il n'y a pas
une distraction suffisamment forte et surtout
dans le cas où ce travail n'est pas jugé terminé.
C'est pour cela que M. H. Poincaré ne fait rien
d'important le soir pour ne pas que son sommeil soit troublé.

CHAPITRE CINQUIÈME

SYNTHÈSE

Il serait méthodique de déterminer d'abord le caractère de l'activité psychique de M. H. Poincaré, puis de rechercher les conditions de sa supériorité intellectuelle. On verra qu'il est possible de ramener la plupart de ses modes d'activité particuliers à un mode d'activité générale. Mais cela forcerait à des redites; car on ne comprend bien l'espèce de la supériorité de M. H. Poincaré qu'avec ces notions.

C'est pourquoi j'ai pensé qu'il était en pratique préférable de confondre ces deux questions dans un même chapitre.

I

LE PROBLÈME DU GÉNIE

Il est utile, avant d'aborder le cas de M. H. Poincaré, de considérer comment la question du génie peut être posée.

Nous voyons que l'attribution du génie est tout arbitraire, puisqu'elle a pour critérium l'œuvre non dans sa cause psychologique, qui est la condition immédiate, mais dans son effet, c'est-à-dire dans des circonstances extérieures, variables et indirectes.

Tous les dons ne peuvent pas concourir pour le génie. La supériorité dans les arts mécaniques fera seulement décerner le titre d'inventeur, et si l'on parle de génie à cette occasion c'est en tant que ce mot a le sens d'ingéniosité. De celui qui fera de vastes spéculations industrielles ou commerciales, on dira qu'il a le génie des affaires, ce qui est encore une autre nuance.

On ne donnera pas du génie tout court à un très habile artisan, pas davantage à un remarquable escrimeur, à un acrobate ou à un danseur exceptionnel, encore moins à un athlète.

Au contraire, les poètes, les littérateurs, — les imaginatifs, mais pas les critiques — les peintres, les sculpteurs, les musiciens sont facilement haussés au génie. Les artistes d'exécution n'y peuvent guère prétendre, tout au moins pour la même qualité; aux yeux de la plupart, Talma, Rachel n'avaient que du talent. Et cependant un violoniste extraordinaire comme Paganini pourrait y aspirer, sans doute parce qu'on lui attribuerait une plus grande part personnelle dans l'expression.

Le savant a du génie, à condition que ses travaux soient des inventions et portent sur des questions d'un intérêt général Un minéralogiste a peu de prestige, tandis qu'un physiologiste est en meilleure posture. Enfin, on reconnaît un génie militaire fait de calcul et d'inspiration.

Pour entendre cette conception générale du génie, il ne faut pas perdre de vue que ce caractère est établi non par les professionnels, mais par le public. Les biologistes n'auraient peut-être pas décerné à Claude Bernard le génie qu'il méritait, parce que dans cette attribution il y a généralement un acte d'incompréhension, le sentiment d'un mystère, qui s'allient mal avec l'esprit scientifique. Le public a comme porte-parole les écrivains; et, en définitive, ce sont les littérateurs qui distribuent le génie et en retour les professionnels sont influencés.

On conçoit que les écrivains n'appliquent guère cette qualité qu'à des objets qu'ils peuvent plus ou moins saisir. C'est pourquoi les arts ont dans cette distribution tant de place et que les savants spécialisés en ont fort peu. Si Pasteur s'était tenu à ses premiers travaux de cristallographie, il n'aurait vraisemblablement pas passé pour un génie. Tandis que ses études sur les microbes, qui expliquaient les causes des maladies et donnaient le moyen de les éviter, devaient le mettre au premier rang des plus grands esprits.

Ce sont les plus hautes spéculations concernant l'être, son passé, son devenir, ses rapports avec le milieu cosmique qui frappent le plus. Un Newton a, sans conteste, du génie dès qu'il explique la cause du mouvement des astres.

Les qualifications changent selon l'époque, qui attache plus d'importance à un ordre d'activité qu'à un autre. Sous l'ancien régime, un Turenne exerçait un art prodigieux, alors que Bernard de Palissy ne faisait l'effet que d'un artisan frotté de science et habile.

Toutes ces attributions et ces exclusions sont en rapport avec de multiples facteurs qui sont d'ordre social. Toutefois, on en peut dégager certains éléments. Le génie est un état de création, et non de savoir ou d'habileté; et cela suffit pour le caractériser assez justement. Mais pour mieux le comprendre, il ne faut pas le regarder dans la forme des œuvres, dont l'apparence est troublée par toutes sortes de préjugés, mais dans son mécanisme. Là où il y a création, il y a génie.

Ainsi on est conduit à ne plus voir le génie comme la chose extraordinaire qu'il est par ses conséquences, mais comme une chose normale, naturelle, par son processus. A voir l'œuvre, qui demande pour briller tant de circonstances rares, lesquelles n'ajoutent rien à l'effort intellectuel, le génie est l'exception. A voir le cerveau, il est chose commune. Le génie est partout, chez tous, car tous inventent, créent à de certains moments. La culture, les choses extérieures agrandissent l'acte cérébral, qui au fond reste le même. Pour le psychologue, rien d'essentiellement différent dans le processus entre les inventions du poète illustre et du médiocre rimeur, et même du bottier habile.

Il n'y a que des degrés dans l'invention —
qui est le génie. Il est vrai que l'invention peut
être de qualité meilleure et se montrer habituelle chez certains esprits; ce sont ceux-là
qu'on appellera plus généralement des génies.
Mais pour expliquer ces intelligences exceptionnelles, il faut les rapprocher des moyennes; et
par contre-coup, elles éclairent le travail
normal des cerveaux communs. On doit, si
l'on veut les comprendre, joindre les faits natu
rels et non les séparer.

Qu'est-ce, en somme, que l'invention? Tout
esprit tend à créer sans cesse. C'est la fonction
la plus haute et le but de l'évolution de l'intelligence. Il y a invention chaque fois qu'une
opération intellectuelle amène une idée, un
acte nouveaux, différents de ceux déjà acquis
par l'individu. Je n'ai jamais monté à bicyclette. La première fois que je l'essaye, je crée,
j'invente une série de mouvements, de gestes
propres à assurer mon équilibre. Chaque fois
que je recommence cette expérience, mes mou-

vements se répètent et tendent à devenir automatiques et réflexes. Ils sont parfaits pour la vie pratique au moment où ils sont devenus nuls comme valeur psychologique de création.

La même chose se présente pour tout. Seulement on n'est pas toujours obligé, comme sur la bicyclette par la nécessité de l'équilibre, de trouver des gestes exactement adaptés à un état nouveau. Et, après un effort plus ou moins grand, l'on se contente souvent — par paresse — de faire appel, pour la solution des problèmes théoriques et pratiques, à des idées toutes faites, à des actes habituels, qui confinent à l'automatisme réflexe. En cela, les cerveaux sont très différents; et certains sont plus aptes à l'invention que d'autres. Il semble que les créateurs soient naturellement opposés à la tradition dans le champ de leur activité.

Chacun fait toute la journée une série d'inventions plus ou moins importantes. Mais il n'en faut retenir que celles qui apportent une solution juste ou plus approchée d'un problème important que d'autres n'avaient pu résoudre ou n'avaient pas même posé. Le critérium est là donné par la vérité. En littérature et en art, il est dans l'accord des personnes auxquelles l'œuvre s'adresse et dont le sentiment est intéressé souvent par une aspiration vague que l'œuvre formule. Dans les deux cas, la valeur de l'invention est soumise à des appréciations arbitraires.

Telle découverte passe inaperçue parce qu'elle ne peut, à ce moment, être féconde ; de même telle œuvre d'art ne rencontre pas les conditions propres à son effet. De la sorte, des découvertes et des œuvres artistiques ont pu rester sans écho.

Il ne paraît pas actuellement possible d'apprécier la valeur d'une invention par son processus mental ; mais il est possible d'analyser ce processus.

L'invention est parfois soudaine, sans préparation. Une association d'idées heureuses, dont le travail préparatoire est souvent plus

ou moins caché au sujet lui-même, résout tout
à coup une question posée ou même à laquelle
celui-ci ne pensait pas. Dans ce cas, le travail
intellectuel s'est fait sans la direction volontaire; l'activité a été spontanée. Berthelot avait
remarqué que des solutions lui arrivaient de
la sorte en dehors des procédés ordinaires du
raisonnement.

D'autres fois, cette activité spontanée, au
lieu de venir par éclairs, est continue pendant
un temps. C'est l'inspiration décrite subjecti-
vement par les poètes. Enfin, l'invention peut
apparaître au cours du travail conduit ration-
nellement. Mais là même l'effort volontaire ne
fait que maintenir l'esprit dans la voie de la
recherche; et l'invention, dans un moment
plus ou moins court, apparaît par le jeu spontané des associations.

Et c'est en définitive ce jeu spontané des
associations qui est la condition de l'induction,
et qui est personnel à chaque individu.

II

CAS DE M. H. POINCARÉ

Revenons au cas de M. H. Poincaré. Il sera nécessaire au cours de cette étude d'ensemble, et pour justifier les conclusions, de rappeler certains faits déjà exposés.

1. L'APTITUDE MATHÉMATIQUE. — La première question est celle de savoir si la supériorité intellectuelle de M. H. Poincaré, évidente dans ses œuvres d'après l'unanimité des témoignages aussi bien des mathématiciens que des philosophes, est en rapport avec une aptitude plutôt congénitale qu'acquise. Sur ce point, il faut faire une distinction.

La supériorité mathématique de M. H. Poincaré paraît avoir pour condition principale l'aptitude, une disposition en rapport avec une organisation mentale spéciale. Cela ressort du jeune âge — de 11 à 12 ans — où elle s'est manifestée en l'absence d'une culture antérieure exceptionnelle ; en quatrième, il lisait des ouvrages de mathématiques spéciales.

Dans cet ordre d'idées, il y a lieu de noter que plusieurs des sujets mâles de la famille ont été des individus distingués. Le père fut professeur à la Faculté de médecine de Nancy et fit des travaux estimés de neurologie ; un oncle fut ingénieur et s'occupa avec profit de météorologie ; un cousin, M. Raymond Poincaré, est l'avocat et l'homme d'État bien connu ; enfin, le fils de sa sœur, mariée à M. Boutroux, de l'Institut, Pierre Boutroux, est un mathématicien très doué.

La supériorité philosophique de M. H. Poincaré a réclamé d'autres conditions, et principalement une formation scientifique très soignée. Dans les divers problèmes généraux que M. H. Poincaré a abordés, ses réflexions et ses conclusions ont toujours procédé de concep-

tions de mathématiques ou de physique générale. Sans des aptitudes philosophiques, ces
idées auraient sans doute été moins originales ;
mais en l'absence d'une haute culture scientifique elles n'auraient pas été possibles sous
la forme qui a séduit et qui a confirmé la
supériorité de leur auteur. Au lieu d'être ce
qu'elles sont, — des spéculations critiques sur
les préjugés et les fondements rationnels de la
pensée scientifique, des exercices de haute analyse et de pénétrante lucidité, — elles seraient
devenues du dilettantisme, de la métaphysique
superficielle, de la pure récréation logique ou
même un simple jeu esthétique.

A cette occasion, il est utile de préciser autant
que possible les rapports de l'aptitude et de
l'acquit. On confond souvent dans le public et
aussi dans les examens ces deux états. Ainsi,
un individu qui connaîtra des mathématiques
paraîtra d'ordinaire en avoir l'aptitude. Or, il
peut les avoir apprises à force de mémoire,
comme tout homme moyen serait capable de le

faire, tout au moins jusqu'à un certain degré de complexité. L'aptitude n'est réelle que si le sujet en présence d'un fait nouveau est capable de trouver des solutions personnelles.

Si l'acquit n'est pas suffisant pour que l'aptitude se révèle, il est nécessaire. Ainsi les mathématiques sont un langage, qu'il faut connaître pour trouver des expressions nouvelles. Et c'est ainsi pour tout; un peintre doit posséder un minimum du métier pour montrer qu'il a le sens des couleurs.

L'acquit peut-il au moins développer l'aptitude? Cela n'est pas sûr. Quand on examine de près un cas, on s'aperçoit que l'exercice surtout donne des procédés. Ainsi l'habitude des calculs fortifie et étend la table de Pythagore et fait découvrir des procédés plus rapides pour les opérations; mais l'aptitude foncière ne semble pas pour cela augmentée ou du moins elle s'accroît en apparence dans la mesure où l'acquit perfectionne les moyens d'expression qui lui sont nécessaires.

Ces considérations permettent de supposer que M. H. Poincaré, qui a fait œuvre de créateur dans les hautes mathématiques, avait par son organisation même une aptitude.

La supériorité mathématique répond le mieux à la conception traditionnelle du génie considéré comme un don naturel. Comment l'aptitude mathématique de M. H. Poincaré s'est-elle produite? Et d'abord est-elle d'origine héréditaire? J'ai relevé un antécédent parmi les ascendants maternels du sujet, la grand'mère, qui aurait été douée pour les mathématiques.

L'aptitude de M. H. Poincaré a d'ailleurs trouvé des conditions sociales favorables à son développement : il fut formé dans le milieu intellectuel d'une Université, chez son père professeur de Faculté. Elle rencontra d'autres conditions favorables dans le caractère même de M. H. Poincaré, qui fut dès l'école un appliqué, un fort en thème, remportant les premiers prix dans les diverses branches, un curieux

14.

de l'étude, indifférent de bonne heure aux choses étrangères à la spéculation.

2. Conditions psycho-physiologiques. — Il convient d'examiner les rapports de cette supériorité avec l'organisation physiologique et psychologique. Des caractères physiques, il faut retenir le volume de la tête qui est au-dessus de la moyenne des individus de la même taille ; le diamètre antéro-postérieur est de 196 millimètres, au lieu de 190 ; le transverse de 165 millimètres, au lieu de 154. Ces faits confirment cette hypothèse, souvent énoncée et notamment développée avec beaucoup de méthode par M. Manouvrier, que la supériorité intellectuelle a, comme condition habituelle, un gros cerveau.

L'organisation nerveuse présente-t-elle ces déséquilibres, comme on a cru les observer habituellement dans la supériorité intellectuelle? M. H. Poincaré souffre d'algies, de troubles visuels (images subjectives colorées pendant la fatigue), d'insomnie, qui indiquent ce qu'on appelle — à défaut d'autres notions plus précises — un tempérament névropathique.

Il présente aussi une audition colorée stable.

L'origine de ces névropathies pourrait être placée dans une diphtérie grave qui, à cinq ans, toucha fortement le système nerveux et causa une paraplégie qui disparut.

Il resterait à établir quelle part dans ces phénomènes revient à l'excès d'exercice intellectuel[1].

Est-ce qu'il est possible de saisir dans l'aptitude mathématique même de M. H. Poincaré des caractères qui éclairent sa nature particulière? La recherche psychologique est rendue ici particulièrement difficile par l'espèce des opérations. Et il est à craindre que, si elle se poursuivait en cette matière, elle ne

1. D'après un mathématicien, M. Emile Borel (*Revue du Mois*, mars 1909, VII, p. 362), la production de M. H. Poincaré serait la plus considérable depuis Gauss et Cauchy et semblerait indiquer que son cerveau travaille continuellement.

lâche peu à peu le but, qui est non de comprendre ces opérations mais d'expliquer le mécanisme de l'esprit qui les réalise. D'autre part, examinée par ses côtés extérieurs, cette aptitude ne montre pas ses éléments essentiels; et des choses grossières, comme le calcul mental, deviennent par contre trop apparentes.

Il est bon, toutefois, de noter cette aptitude remarquable de M. H. Poincaré au calcul mental, bien que nous sachions qu'elle a manqué chez de grands mathématiciens et qu'elle a, au contraire, été très forte chez des individus nullement supérieurs — en réalité peu cultivés. M. H. Poincaré, qui retient 11 chiffres après une seule audition, alors que la moyenne est de 7 ou 8, peut faire de tête des multiplications de facteurs de 3 chiffres.

On dit souvent que les mathématiciens ont l'esprit étroit et raisonnent mal — parce que abstraitement d'ordinaire — en dehors des mathématiques, que ce sont des intelligences, des génies partiels. Ce n'est pas le cas de

M. H. Poincaré. Sa mémoire et sa faculté d'assimilation et de compréhension des choses les
plus variées — mathématiques, sciences physiques, philosophie, littérature, langues — lui
permettent d'examiner les problèmes sous
divers aspects.

Pour terminer la question de l'aptitude
mathématique, on peut rapprocher le cas de
M. H. Poincaré des résultats donnés par l'enquête de MM. Fehr, Flournoy et Claparède[1]
sur les mathématiciens. C'est de 11 à 15 ans
que le goût des mathématiques s'est le plus
souvent déclaré ; M. H. Poincaré rentre dans
ce cadre. Il peut être classé parmi les mathématiciens bien doués pour le calcul mental,
comme l'avaient été Gauss et Ampère. Quand
le don pour les mathématiques s'observe chez
plusieurs membres d'une famille, — ce qui est
la règle, — la transmission héréditaire paraît se

---

1. H. Fehr, Th. Flournoy et Ed. Claparède. Enquête sur
la méthode de travail des mathématiciens. *Enseignement
mathématique*, 1908.

faire dans la ligne paternelle ; or, M. H. Poincaré aurait plutôt hérité d'une grand'mère maternelle. Les psychologues ont aussi relevé que les goûts les plus fréquemment observés chez les mathématiciens sont : dans l'ordre artistique, la musique ; dans l'ordre intellectuel, la littérature, et dans l'ordre physique, la promenade. M. H. Poincaré possède exactement ces trois goûts qui sont, d'ailleurs, assez répandus. Pour la musique, le goût ne s'est pas manifesté chez M. H. Poincaré par des besoins de création, même de simple exécution. Enfin, la plupart des mathématiciens interrogés sur le type de langage intérieur qui prédominait chez eux n'ont pas su répondre. Parmi ceux qui ont donné des renseignements, la majorité se sont déclarés visuels ; or, M. H. Poincaré est nettement auditif. Il paraît même tout à fait négliger l'image visuelle. Parmi les calculateurs prodiges, Inaudi est auditif et Diamandi visuel.

Disons enfin que — d'après M. H. Poincaré

lui-même — les mathématiciens se diviseraient en analystes purs, incapables de représentations dans l'espace et ceux qui se représentent, et qu'il se rangerait parmi ces derniers. Or, il est curieux de rappeler que sa représentation n'est pas visuelle mais motrice, en rapport avec les mouvements de l'œil.

3. LA FACULTÉ D'INVENTION ET SES CONDITIONS PSYCHOLOGIQUES. — Si la supériorité mathématique, envisagée dans sa nature spéciale, paraît d'une explication incertaine, il est admissible de l'examiner plus généralement comme une simple forme de la supériorité intellectuelle et notamment de la faculté de l'invention. Ce faisant, on peut saisir les caractères généraux de l'intelligence de M. H. Poincaré et de son mode d'activité, et l'on a quelque lueur de ce que peut être sa supériorité.

Mais précisons d'abord sur quelques points ce que l'analyse des fonctions psychologiques de M. H. Poincaré nous apporte.

Les sens sont plutôt faibles ; les images visuelles ne sont pas utilisées par la mémoire ni par les autres processus de l'idéation, ce qui paraît singulier pour un géomètre ; et il se sert à leur place des images motrices oculaires — sauf dans certaines activités psychiques précédant le sommeil. Il a une audition colorée qui pourrait être retenue comme un défaut d'organisation, une interdépendance vicieuse de certaines images. Pour les mouvements, M. H. Poincaré est maladroit et nettement inférieur.

Ces faits sont un argument de plus en faveur de cette conception d'après laquelle la fonction sensori-motrice ne serait pas, dans l'évolution animale ni dans l'observation anthropologique, en rapport avec le développement intellectuel.

La mémoire paraît très développée pour les chiffres, les mots, les phrases abstraites et concrètes. Mais la part du raisonnement y est considérable. Ainsi, dans la mémoire immédiate des chiffres, M. H. Poincaré se sert constamment de procédés; il remarque, par exemple, que des nombres constituent une progression arithmétique, que l'un est la somme, la différence ou le quotient de deux autres. Pour les formes, les procédés d'analyse paraissent prédominer. Dans les phrases, les mots ne sont retenus que dans la mesure où ils représentent exactement une idée; et lorsque le texte est abstrait, chaque mot ayant un sens étroit, il est redit littéralement. Lorsque l'analyse ne peut être employée, comme dans les lettres, la mémoire n'est pas supérieure. M. H. Poincaré hésite toujours pour dire lequel des deux éléments, zinc et cuivre, dans une pile électrique est positif et lequel négatif; car il n'y a pas de raisons suffisantes pour l'une ou l'autre notion. Si bien qu'on peut se demander si l'aptitude foncière serait — dépouillée de ces procédés — plus grande que la moyenne. En définitive, cette mémoire se manifeste surtout sous un aspect artificiel. Elle est très différente par exemple de celle d'Inaudi qui a une grande aptitude brute.

Ce n'est pas la mémoire — pas plus que la fonction sensori-motrice — qui peuvent vraisemblablement expliquer la supériorité intellectuelle. D'ailleurs, chaque fonction, considérée isolément, ne présente pas d'éléments d'apparence prépondérante. L'association des idées, les temps de réaction, l'attention manifestent les caractères de l'activité mentale générale, et nous allons les retrouver.

L'auto-conduction. — Il ne semble pas que l'individualité d'un esprit dans l'échelle de la supériorité soit donnée par la quantité dans le rendement des mécanismes fonctionnels, qui sont ici comme ailleurs envisagés sous un aspect trop formel, trop étroit. Certainement, c'est là une condition importante et même nécessaire. Pour que de grandes idées naissent, il faut certaines facilités d'évocation, une certaine force d'association, une aptitude imaginative, en somme une valeur déterminée d'intensité et de rapidité pour tous les processus. Cela ne suffit pas, et il faut aussi que ces processus aient des qualités particulières; et vraisemblablement la supériorité de l'individu a pour condition première et essentielle la qualité du jeu primaire des associations, du choix, dont l'aptitude logique dériverait et qu'il ne paraît pas aisé actuellement de caractériser et de coter. Mais ce n'est pas tout encore. Ce qui importe, c'est l'utilisation de tous les processus pour un objet; et cette fonction, qui n'est que le mode d'activité générale d'un esprit, que nous appelons avec M. Mignard[1] *l'auto-conduction*, est bien une haute caractéristique de cet esprit, de son activité.

On peut analyser cette fonction en quatre éléments : la *direction* de l'activité intellectuelle dans un sens défini et les *tendances* qui

1. Je poursuis avec M. Mignard dans mon service de Villejuif, sur les questions que j'indique ici, des recherches qui seront méthodiquement exposées dans diverses publications. Nous avons fait de ces idées des applications aux maladies mentales (*Rev. de Psychiatrie*. 1908. 1909).

conditionnent cette direction, la *synthèse* des éléments propres aux opérations intellectuelles, et enfin le *sentiment intellectuel de certitude* qui peut indirectement suspendre ou précipiter le travail psychique. Enfin, la valeur de ces opérations est encore en rapport avec la rapidité du travail psychique élémentaire.

Ce que nous appelons la *direction* de l'auto-conduction est représenté surtout par l'attention, comprise comme une fonction plus large et s'appliquant à tous les processus intellectuels. C'est proprement la faculté de concentrer son esprit sur un objet et plus analytiquement la mise en marche des processus nécessaires à cet acte, le maintien et la conduite dans une direction, l'arrêt.

La direction, comme l'attention, est volontaire, quand elle se produit avec un effort personnel généralement conscient ; elle est involontaire dans l'autre cas. Il semble que ce soit la direction volontaire qui caractérise le mieux l'intelligence normale, opposée aux états morbides : folie, passion, ivresse, inspiration et qu'elle est supérieure à l'autre pour la vie pratique.

La direction spontanée est une forme de l'automatisme, en ce que l'individu n'a pas le contrôle normal sur son activité intellectuelle. Mais l'automatisme comprend des faits qui, réunis par le même caractère, se présentent sous des aspects bien différents : l'activité ordonnée des actes bien adaptés à un but, comme la marche, et dont le terme le plus simple est le réflexe, — l'activité désordonnée dont le dernier terme est l'incohérence, ainsi qu'on l'observe dans l'ivresse et les états de confusion. (Parfois, par exemple chez certains maniaques, cet automatisme provoque des idées originales, des rapprochements justes.)

Enfin, il peut arriver que cette activité, tout en restant automatique, — puisqu'elle échappe au contrôle et à l'arrêt volontaire (pour le sujet, elle semble d'ordinaire moins con sciente), — s'exerce dans une voie logique, et c'est un état de l'invention poétique — l'inspiration — et de la découverte scientifique. Il y a là un automatisme supérieur. Et cette direction spontanée paraît favorable à la vie spéculative. C'est surtout par ce côté que s'est opéré le rapprochement qui a toujours été fait entre la folie et le génie.

La direction, l'attention ne sont pas normalement rectilignes. Il y a toujours des oscillations incessantes, à durée plus ou moins courte, qui rendent le travail intellectuel discontinu. Les intervalles sont plus longs chez les sujets où domine la direction spontanée et qui paraissent des distraits. En réalité, ils sont attentifs, mais pas toujours pour ce qu'on leur demande ni parfois même pour ce qu'ils voudraient poursuivre. Au bas de l'échelle sont les simples instables, parfois les débiles, dont l'attention spontanée est dans une perpétuelle saute qui empêche toute pensée suivie; au haut, des esprits supérieurs se sont fait remarquer par leurs distractions sur lesquelles je reviendrai plus loin.

Les *tendances* aiguillent l'attention et tout le travail psychique. Sans intérêt, la direction faiblit; au contraire, un élément fort, surtout passionnel, maintient l'attention, mais les synthèses peuvent être alors systématiques, incomplètes, aboutissant à des jugements partiaux. Cette tendance peut s'intellectualiser, être la curiosité de la connaissance, le plaisir de la simple spéculation. Dans tous les cas, aussitôt que le désintérêt apparaît, il provoque des oscillations plus longues, des processus moins justes et complets, enfin l'arrêt du travail. Cela s'observe surtout dans l'attention spontanée où manque l'effort personnel qui est capable de suppléer à l'intérêt faiblissant.

La *synthèse* donne la lucidité qui permet d'embrasser dans un objet plus ou moins d'éléments et les rapports de ceux-là avec d'autres faits. Or, il ne suffit pas d'avoir des connaissances nombreuses, une haute culture, une rare faculté d'assimilation et de compréhension, même une attention forte. Ce ne sont que les éléments et les bonnes conditions d'une activité supérieure. Mais le véritable travail psychique n'est pas là. Il est dans la présence à un court moment, dans les circonstances les plus favorables, du plus grand nombre de ces éléments et dans la synthèse de ces éléments. C'est cette illumination, cette lucidité qui permet de mieux voir et parfois de trouver les solutions justes à des questions posées. Ici encore nous touchons le fond de l'esprit, le jeu primaire des associations, qui dans la synthèse permet le choix caractéristique d'un individu.

Enfin, le *sentiment intellectuel de certitude* intervient sur la direction et les processus intellectuels. Il est des abouliques de la réflexion qui sont dans un état perpétuel d'instabilité, ils ne peuvent se déterminer à aucune opinion.

4. L'ACTIVITÉ SPONTANÉE. — Examinons avec ces notions l'activité psychique de M. H. Poincaré.

M. H. Poincaré a une conduction volontaire faible. Il est dirigé par son travail plus qu'il ne le dirige; et c'est là le point le plus remarquable de son observation et le plus instructif au point de vue de l'invention et du génie. On verra qu'il a plus ou moins instinctivement adapté sa recherche à ce mode d'activité dont il a fait un système, et qu'il se rend compte de son automatisme qu'il appelle le travail de l'inconscient.

La mise en marche, comme la conduite, est généralement facile, mais spontanée, automatique; et il n'y a alors aucune impression intérieure d'effort. Au contraire, lorsque la spéculation n'est pas aisée, l'effort volontaire intervient peu et M. H. Poincaré abandonne le travail. C'est pourquoi il n'a pas de patience, qui est un effet de la conduction volontaire.

Chez lui, la tendance a une action tout à fait

prépondérante dans la mise en marche comme dans la conduite des processus psychiques. Cette tendance est d'ordre purement intellectuel : c'est le goût de la spéculation qui est aussi vif que chez d'autres le plaisir du jeu, et même a un caractère impulsif.

M. H. Poincaré est un spéculatif type, qui s'intéresse médiocrement aux choses extérieures au travail de la pensée. Cette qualité dominante explique ses goûts et ses antipathies ; il n'a jamais aimé les exercices musculaires (sauf la marche, qui est automatique), les jeux (même dans son enfance), et généralement toutes les choses de la vie pratique, il n'est pas liant ni confidentiel, qui suppose un objet commun d'amitié placé dans cette vie pratique. Il est docile à l'égard des règles extérieures de vie par désintérêt (et aussi parce qu'une autre attitude nécessite des efforts de conduction volontaire).

Dès que le désintérêt survient, il provoque des états de distraction. Aussi les oscillations de l'attention sont chez M. H. Poincaré très marquées, et la période d'attention volontaire particulièrement courte lorsque l'intérêt n'est pas fort.

Il faut compter dans toutes les expériences chez M. H. Poincaré avec ces sautes continuelles de l'attention volontaire, qui provoquent des résultats hors série. J'en ai relevé dans les diverses expériences, notamment pour la mémoire des lignes, pour les temps de réaction, pris avec le D⁰ J. Philippe. Au début, il paraissait intéressé par le chronomètre de d'Arsonval, dont il cherchait vraisemblablement à comprendre l'organisme électrique et mécanique. Puis, on se rendait compte que cela ne le préoccupait plus. Pendant ce temps, les oscillations de l'attention se manifestaient par les réactions qui étaient extrêmement irrégulières (entre dix et trente centièmes de seconde, au lieu de rester comme la moyenne entre dix et quinze centièmes). Un certain nombre de réactions qui paraissent en

rapport avec un effort continu d'attention, ont
une durée moyenne de 16 centièmes 5 de
seconde, soit un peu plus longue que chez les
sujets ordinaires. Cette expérience montre, en
même temps, le faible pouvoir d'attention volontaire dès que l'intérêt de l'objet diminue.

Pour bien comprendre cet état, il faut le
rapprocher d'autres situés à l'autre extrémité
dans l'échelle des valeurs intellectuelles; car
la psychologie est une : l'idiot et le génie
s'expliquent l'un l'autre. Pour le mécanisme
essentiel, M. H. Poincaré se comporte à l'égard
de sa tendance spéculative comme un enfant
instable, dont l'attention ne suit pas docile-
ment la direction imposée et qui éprouve des
sautes perpétuelles sous les tendances du jeu.
Chez lui, les tendances aussi fortes, d'un intérêt
aussi puissant et aussi perturbatrices de l'attention volontaire, proviennent du jeu de la
spéculation; mais le processus paraît semblable dans les deux cas.

Une expérience sur l'association des idées a

provoqué les mêmes phénomènes. Il s'agissait d'écrire douze mots venant immédiatement à l'esprit. Les cinq premiers mots seuls indiquaient un certain effort d'attention, par leurs rapports avec les objets présents ou les expériences antérieures; les sept autres étaient de pures associations verbales et montraient que l'attention volontaire avait fléchi. Une autre expérience consistant à écrire des mots à la suite d'autres préparés sur une liste exprimait le même phénomène. Les associations étaient verbales et trahissaient une attention faible.

Tout ceci fait voir combien le point de vue de l'auto-conduction domine réellement les phénomènes particuliers pour l'interprétation qu'elle fournit. On serait arrêté par des résultats déconcertants — temps de réaction irréguliers et plutôt lents, associations verbales — qui seraient d'un esprit médiocre s'il était dans un état d'attention forte, alors qu'ils mesurent l'attention faible, l'automatisme inférieur d'une intelligence forte.

L'arrêt du travail psychique est difficile chez M. H. Poincaré; et c'est une autre preuve que cette activité est plus spontanée, automatique, que volontaire. Tant que l'œuvre entreprise n'est pas jugée comme terminée, le travail psychique tend à se continuer dans le repos. Il faut alors des moyens puissants de dérivation pour l'arrêter. La musique a ce pouvoir, mais la lutte contre le travail automatique est assez pénible pour enlever une grande part du plaisir que goûte M. H. Poincaré à une audition. Aussi, quand il veut jouir d'un concert, il se prive de travailler avant d'y assister.

Pour la même raison, afin d'obtenir un sommeil paisible, il ne travaille pas le soir; de même il ne fait que deux séances de deux heures de travail, l'une le matin et l'autre l'après-midi. Ces habitudes sont en rapport avec le type d'activité intellectuelle de M. H. Poincaré.

Son procédé d'invention est tout aussi caractéristique. M. H. Poincaré a d'ailleurs conscience de son organisation mentale. Et dans

un article sur l'invention[1] il donne comme
règle de travail sa propre disposition :

« Ce qui frappe tout d'abord, ce sont ces
apparences d'illumination subite, signes mani-
festes d'un long travail inconscient antérieur;
le rôle de ce travail inconscient dans l'invention mathématique me paraît incontestable,
et on en trouverait des traces dans d'autres cas
où il est moins évident. Souvent, quand on
travaille une question difficile, on ne fait rien
de bien la première fois qu'on se met à la
besogne; ensuite, on prend un repos plus ou
moins long et on s'asseoit de nouveau devant
sa table. Pendant la première demi-heure, on
continue à ne rien trouver, et puis tout à coup
l'idée décisive se présente à l'esprit. On pourrait dire que le travail conscient a été plus
fructueux, parce qu'il a été interrompu et que
le repos a rendu à l'esprit sa force et sa fraî-
cheur. Mais il est plus probable que ce repos a

1. H. Poincaré. L'invention mathématique, *Revue du mois*,
juillet 1908, VI, p. 9.

été rempli par un travail inconscient, et que le résultat de ce travail s'est ensuite révélé au géomètre... indépendamment de ce travail (conscience) qui joue tout au plus un rôle de déclanchement. »

Ce travail plus ou moins inconscient pour M. H. Poincaré, c'est l'activité spontanée. Voici des exemples typiques :

« Depuis quinze jours, je m'efforçais de démontrer qu'il ne pouvait exister aucune fonction analogue à ce que j'ai appelé depuis les fonctions *fuchsiennes* : j'étais alors fort ignorant ; tous les jours, je m'asseyais à ma table de travail, j'y passais une heure ou deux, j'essayais un grand nombre de combinaisons et je n'arrivais à aucun résultat. Un soir, je pris du café noir, contrairement à mon habitude, je ne pus m'endormir : les idées surgissaient en foule ; je les sentais comme se heurter, jusqu'à ce que deux d'entre elles s'accrochassent pour ainsi dire pour former une combinaison stable. Le matin, j'avais établi l'existence d'une classe de fonctions fuchsiennes, celles qui dérivent de la série hypergéométrique; je n'eus plus qu'à rédiger les résultats, ce qui ne me prit que quelques heures.

« Je voulus ensuite représenter ces fonctions par le quotient de deux séries; cette idée fut parfaitement consciente et réfléchie : l'analogie avec les fonctions elliptiques me guidait. Je me demandais quelles devaient être les propriétés de ces séries, si elles existaient, et j'arrivais, sans difficulté, à former les séries que j'ai appelées : *théta-fuchsiennes.*

« Je me mis alors à étudier des questions d'arithmétique sans grand résultat apparent et sans soupçonner que cela pût avoir le moindre rapport avec mes recherches antérieures. Dégoûté de mon insuccès, j'allai passer quelques jours au bord de la mer, et je pensai à toute autre chose.

« Un jour, en me promenant sur une falaise, l'idée me vint, toujours avec les mêmes caractères de brièveté, de soudaineté et de certitude immédiate, que les transformations arithmétiques des formes quadratiques ternaires indéfinies étaient identiques à celles de la géométrie non euclidienne. »

Ainsi donc M. H. Poincaré se sert de l'activité spontanée automatique, intuitive pour la découverte et de l'activité volontaire, rationnelle, consciente — souvent déductive — pour créer la certitude et développer les conséquences.

Cet abandon à l'automatisme est devenu chez M. H. Poincaré un procédé de recherche. Ainsi il ne fait pas de plan quand il écrit un mémoire. D'ordinaire, il le commence sans savoir comment il conclura, et trouve, en laissant s'exprimer sa pensée par la plume, les réponses aux questions posées dans son esprit; en cours de route, s'il est arrêté, il écrit machinalement plusieurs fois une formule pour provoquer des associations. Même l'écriture régulière, et le langage d'emblée adéquat à la pensée peuvent être retenus comme des signes que l'expression verbale est un automatisme supérieur. C'est là une méthode de travail peu commune en matière scientifique et elle constitue un caractère bien particulier de l'activité mentale de M. H Poincaré.

De tous ces faits, il ressort que l'activité intellectuelle de M. H. Poincaré est surtout spontanée, automatique. Une preuve de plus est son état habituel de distraction.

Son allure de distrait a frappé tout le monde. Ses distractions sont connues; et j'en ai relevé plusieurs dans la partie historique de mon observation. Étant un jour à la promenade, raconte M. Frédéric Masson, il s'aperçoit tout à coup qu'il avait une cage en osier : il l'avait prise inconsciemment à l'étalage d'un vannier.

Quelle est la signification de cette distraction? La distraction est l'état d'attention insuffisante sur un objet. Elle peut tenir à ce que l'attention, volontaire ou spontanée, est trop faible pour se fixer quelque temps sur un point : c'est le cas des confus, des instables, dont les oscillations sont de très petite amplitude. Elle peut encore être provoquée par une attention très forte sur d'autres sujets, qui dérive de ce côté toute l'activité psychique; dans ce cas, elle donne indirectement une mesure de la force de cette attention.

Il est des esprits qui sont capables de se concentrer sur un objet et en même temps de rester en contact avec le monde extérieur. D'autres sont, dans cette circonstance, tout à fait isolés. Pourquoi? Deux conditions opposées sont possibles. La concentration, dont le type est l'activité volontaire, est au maximum. Ou bien — comme dans la rêverie — cette concentration n'est pas intense, mais elle s'accompagne d'un état de moindre réceptivité sensorielle externe...

Plusieurs mathématiciens ont été de grands distraits. La première hypothèse qui vient à l'esprit est que la spéculation mathématique, s'exerçant sur une chaîne logique très serrée.

réclame pour condition principale une concentration forte pour que les chaînons du raisonnement n'échappent pas.

Le cas de M. H. Poincaré semble montrer — et ses propres observations sont concordantes — que le travail peut se poursuivre dans un état de réflexion spontanée, aisée, plus proche de l'automatisme et de la rêverie que de l'activité volontaire et consciente. On doit remarquer que, n'étant pas visuel, il a peut-être plus de facilité à s'abstraire du monde extérieur; et l'on sait que l'attention volontaire, l'état de veille par rapport au sommeil sont commandés principalement par le sens de la vue. (Mais il est curieux que, pendant l'activité spontanée qui précède le sommeil, les images visuelles sont activement évoquées.) Dans ce défaut général de relation extérieure que présente M. H. Poincaré, la mimique ne paraît pas adaptée au fait présent; et c'est ce qui lui donne cet air absent, singulier, qui frappe tous ceux qui l'approchent.

Il est vrai aussi que dans la catégorie des travaux de M. H. Poincaré — mathématiques et philosophie — la recherche est le jeu de la pensée pure, qui n'est pas conditionnée par des repères matériels. L'objet même de la recherche a donc facilité l'aptitude naturelle.

Il peut arriver que dans ces états de moindre adaptation extérieure et de faible conscience, des faits soient enregistrés en dehors des réflexions poursuivies et reviennent plus tard. Cela expliquerait que, dans ses voyages, d'après M. Frédéric Masson, les compagnons de M. H. Poincaré remarquent qu'il paraît habituellement inattentif à ce que l'on voit; il observe cependant, comme il le prouve par les relations qu'il fait ultérieurement de ce qu'il a remarqué en route.

Enfin, on doit noter que cet état de concentration pendant le travail ne peut être modifié que par de fortes causes de distraction. Mais cela n'empêche pas que cette concentration tienne plutôt de la rêverie, qui elle aussi est soustraite aux influences extérieures.

C'est encore dans ce sens qu'il faut sans doute comprendre cette appréciation qu'a faite M. Borel du travail d'invention de M. H. Poincaré, lorsqu'il avance : « On pourrait presque dire, si une affirmation aussi paradoxale ne risquait d'être mal comprise, que son cerveau travaille d'une manière trop continuelle pour avoir jamais le repos nécessaire à la réflexion » (il faudrait ajouter « volontaire »).

L'automatisme se manifeste encore chez M. H. Poincaré par des mouvements sans rapport apparent avec le travail intellectuel et qui indiquent seulement que les centres moteurs ne sont plus dirigés. C'est surtout par la marche que cet automatisme s'exprime. Alors, M. H. Poincaré va, vient, tournant dans la pièce, jusqu'à ce que son travail intellectuel s'arrête. Dans ces moments, tout se passe comme si, l'attention avec pouvoir d'arrêt étant dirigée vers un objet, les autres tendances non continues pouvaient se manifester librement. Une vie automatique devenait possible et accompagnait l'activité supérieure, dont elle était le signe extérieur. Et la marche, les mouvements des yeux, le clignotement des paupières, ne seraient que des gestes automatiques en rapport avec le défaut d'inhibition des centres correspondants et plus ou moins excités secondairement par le travail psychique.

Il faut ajouter, pour terminer l'examen de l'activité intellectuelle de M. H. Poincaré, que ses synthèses paraissent très systématiques dans le champ de la spéculation et que, hors de ce champ, il y a une marge plus ou moins grande, selon le moment, pour une activité moins consciente. C'est un élément de plus qui donne à cette mentalité sa caractéristique, qui est la faible opposition entre les états d'attention forte et d'automatisme, comme chez d'autres sujets entre les états de veille et de rêve.

Chez M. H. Poincaré, le sentiment de certitude doit être plutôt faible, car toute vérité lui appa-

raît discutable par quelque côté ; et c'est pourquoi il serait hésitant s'il ne brusquait pas les
décisions. Enfin la rapidité de ses processus est
remarquable, ainsi que j'en ai donné des
exemples dans mes expériences.

Et ceci m'amène à dire quelques mots de son
œuvre comme signe de son intelligence.

Il n'est pas douteux que ce qui fait l'originalité de l'esprit de **M. H. Poincaré**, son impulsion paradoxale, est essentiellement d'origine
mathématique. Dans cette science, la fonction
logique se porte sur tous les objets, pour la
définition et la preuve. A pratiquer avec excès
cet exercice, on arrive aisément à ébranler les
postulats les plus universellement admis. C'est
un abus de logique qui est d'ailleurs aidé par
le faible sentiment de certitude.

Je pense aussi que le moyen de recherche
explique assez bien la marche et l'aboutissement
des idées de **M. H. Poincaré** dans la spéculation
philosophique. Il voit les choses sous des
aspects nouveaux, inattendus et remet en

question les vérités les plus traditionnellement assises. Et l'on conçoit qu'il en est ainsi parce que les spéculations d'un automatisme supérieur ne sont pas dirigées dans les voies habituelles, ne tendent pas à revêtir de suite les formes visuelles, et ne rencontrent pas les oppositions et les réductions si puissantes dans l'activité rationnelle normale.

M. Borel caractérise l'œuvre scientifique de M. H. Poincaré en disant que c'est un constructeur, un réalisateur, plus conquérant que colonisateur, laissant à d'autres le soin d'organiser ses découvertes, et ne revenant pas sur un mémoire pour en rendre l'exposition plus didactique. Je relève là encore les signes de la pensée que j'ai montrée en un perpétuel travail spontané, rebelle à l'effort de conduction volontaire qui est nécessaire pour l'organisation et l'exploitation méthodique.

En outre, ce mode de travail explique la grande production en découvertes de M. H. Poincaré, qui se caractérise encore dans la vie courante par sa répugnance à toute besogne administrative ou pratique, sentiment qui a sa cause dans son activité mentale particulière.

5. L'ÉLÉMENT IRRÉDUCTIBLE. — J'ai essayé de faire la synthèse psychologique de M. H. Poincaré, de ramener tous les caractères de son activité à un élément essentiel. Et je m'excuse de n'avoir pu apporter dans cet exposé toutes les preuves désirables, d'avoir même par endroits présenté des rapports hypothétiques. Mais je n'ai pu m'en abstenir, tant les divers éléments que j'avais relevés s'ordonnaient parfaitement dans cette exploration et puisque tout se passait comme si les phénomènes qu'elle reliait avaient en vérité ce rapport de dépendance. Il y a des lacunes que je n'ai pu combler. Dans ce but, des expériences de contrôle auraient été faciles et fécondes ; mais il ne m'a pas été possible de les réaliser.

Cet essai de synthèse est une application de

ce que je crois être la tendance la plus utile de
la psychologie dans la caractérisation d'une
intelligence, que l'analyse des processus —
élémentaires aussi bien que supérieurs — ne
suffit pas à interpréter.

Est-ce que cette synthèse permet d'expliquer
le génie de M H. Poincaré? Evidemment non.
Elle tend seulement à montrer la nature de ce
génie.

On voit bien les conditions, extérieures et
intérieures, favorables à l'apparition de cette
supériorité: le milieu intellectuel, la culture
méthodique, l'esprit discipliné, la forte curiosité pour les choses de l'esprit, certainement
une aptitude réelle pour la spéculation mathématique, tout cela servi par un mode de pensée spontanée, automatique, suivant librement
les tendances de réflexion dans une voie
logique, mais sans un contrôle trop serré de la
discipline volontaire ni du sentiment de certitude. Et c'est un exemple frappant des avan-
tages de l'activité spontanée habituelle pour

la spéculation et la recherche. J'incline à croire que l'invention se manifeste habituellement dans ces courts moments de la vie spontanée qui libère le jeu des associations primaires et personnelles. Mais ce qui chez les autres est une série d'éclairs devient chez M. H. Poincaré une lumière continue.

De toutes ces conditions saisissables, — il en est vraisemblablement d'autres qui ne ressortent pas, — laquelle est prépondérante ? Certaines n'ont été évidemment que des adjuvants. Et encore chacune a donné un élément de forme, et, ôtée, que serait-il advenu de M. H. Poincaré ? Sans sa forte culture scientifique, aurait-il été un grand mathématicien ? Avec moins de docilité pour les règles de vie pratique, quel aspect aurait pris son indépendance d'esprit ? Ses tendances à l'activité psychique automatique son faible sentiment de certitude, qui se rencontrent chez des rêveurs et plus loin chez des confus, moins bien servis sur d'autres points, sans ces circonstances pro-

pices et correctives, quelle vie psychique au-
raient-ils provoquée ?

Autant d'énigmes, mais autant de preuves
qu'une grande intelligence est un composé,
un équilibre tout juste assuré et qu'un de ses
éléments, en quantité un peu plus forte ou un
plus faible, aurait pu compromettre et détruire,
— par conséquent, en un mot, un hasard
presque un miracle d'organisation à voir ses
rapports si proches avec certains états psycho-
pathiques. Si l'affirmation de Moreau (de Tours)
« le génie est une névrose » a un fonds de
vérité, ce n'est pas dans les associations du
talent avec des troubles nerveux, avec l'épi-
lepsie, comme le croyait Lombroso, qu'il faut
le chercher, mais dans son processus psychologique, auquel on ne songeait pas. Et c'est le
point vraiment instructif de ce cas.

Du point de vue un peu étroit de l'invention,
qui est le caractère principal de la supériorité
intellectuelle, il semble que ce qui est l'essentiel c'est le jeu d'association, avec choix, qui,

toutes les conditions favorables aidant, fait apparaître l'idée neuve et féconde ; et ceci est pour nous actuellement l'irréductible et aussi l'insaisissable, ce que nous devons attaquer.

L'observation de M. H. Poincaré, entre autres contributions qu'elle apporte à diverses questions d'ordre physiologique et psychologique, a ce grand intérêt que, si elle ne permet pas de résoudre les problèmes elle les montre au moins très clairement et d'une manière saisissante. Arrivé à la fin de mon étude, je m'aperçois qu'elle pose surtout des questions. Je vois aujourd'hui — je ne le voyais pas il y a dix ans — ce qu'il faudrait étudier, et je crois posséder maintenant la méthode pour le faire une autre fois avec plus de profit.

Enfin, il est intéressant de rappeler à la fin que l'observation de Zola avait apporté des résultats opposés sur le point qui m'a semblé essentiel. Chez lui, l'activité intellectuelle était surtout volontaire, clairement consciente, surmontant le désintér̃t ; et le travail psychique ne continuait pas d'ordinaire après l'arrêt. Et cependant les deux intelligences ont prouvé qu'elles avaient la puissance créatrice, quoique avec des procédés différents.

L'une était une intelligence volontaire, consciente, logique, méthodique, et paraissait faite pour la déduction mathématique : elle enfanta tout un monde romanesque. L'autre était spontanée, peu consciente, plus proche du rêve que de la démarche rationnelle et semblait surtout apte aux œuvres de pure imagination, sans subordination à la réalité : elle triompha dans la recherche mathématique. Et c'est là une des surprises — que l'interprétation des œuvres de ces deux cerveaux à la lumière de ces notions atténuerait peut-être beaucoup — qui surgissent des études directes touchant au mécanisme de fond.

TABLE DES MATIÈRES

CHAPITRE QUATRIÈME

Examen psychologique.

I. — SENSATION ET MOUVEMENT.

II. — MÉMOIRE.

CHAPITRE CINQUIÈME

Synthèse.

II. — CAS DE M. H. POINCARÉ.

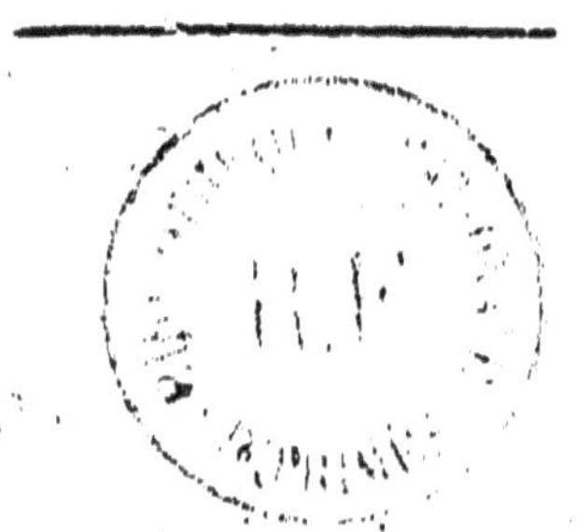

DIRIGÉE PAR LE Dr GUSTAVE LE BON

1° SCIENCES PHYSIQUES ET NATURELLES

La Science et l'Hypothèse, par H. POINCARÉ, membre de l'Institut (16e mille).

La Valeur de la Science, par H. POINCARÉ (14e mille).

La Vie et la Mort, par le Dr A. DASTRE, membre de l'Institut (10e mille).

Nature et Sciences naturelles, par F. HOUSSAY, profr à la Sorbonne (6e mille).

Les Frontières de la Maladie, par le Dr J. HÉRICOURT (6e mille).

Les Influences ancestrales, par F. LE DANTEC, ché de cours à la Sorbonne (9e mille).

La Lutte universelle, par FÉLIX LE DANTEC (8e mille).

Les Doctrines médicales, par le Dr E. BOINET, profr de clinique médicale (5e mille).

L'Evolution de la Matière, par le Dr GUSTAVE LE BON, avec 63 figures (18e mille).

La Science moderne et son état actuel, par EMILE PICARD, membre de l'Institut, professeur à la Sorbonne (10e mille).

La Physique moderne, par LUCIEN POINCARÉ, Inspr gal de l'Instr. pub. (11e mille).

L'Histoire de la Terre, par L. DE LAUNAY, profr à l'Ecole supre des Mines (10e mille).

La Musique, par J. COMBARIEU, chargé de cours au collège de France (8e mille).

L'Hygiène moderne, par le Dr J. HÉRICOURT (10e mille).

L'Electricité, par LUCIEN POINCARÉ, Inspecteur gal de l'Instruction publique (8e mille).

L'Evolution des Forces, par le Dr GUSTAVE LE BON, avec 42 figures (10e mille).

Le Monde végétal, par GASTON BONNIER, de l'Institut, avec 230 figures (8e mille).

Les Transformations du Monde animal, par C. DEPÉRET, Ct de l'Institut (7e mille).

De l'Homme à la Science, par FÉLIX LE DANTEC (6e mille).

L'Evolution souterraine, par E.-A. MARTEL, directeur de *La Nature* (80 figures).

La Vérité scientifique, sa poursuite, par E. BOUTY, membre de l'Institut.

La Conquête minérale, par L. DE LAUNAY, professeur à l'Ecole des Mines.

La Dégradation de l'Énergie, par B. BRUNHES, directeur de l'Observatoire du Puy de Dôme (6e mille).

Science et Méthode, par H. POINCARÉ, membre de l'Institut (9e mille).

L'Aéronautique, par le Commandant PAUL RENARD (6e mille).

L'Evolution d'une Science, la Chimie, par W. OTWALD (6e mille).

Les Théories de l'Evolution, par YVES DELAGE, de l'Institut et M. GOLDSMITH.

2° PSYCHOLOGIE ET HISTOIRE

La Philosophie moderne, par ABEL REY, profr agrégé de philosophie (6e mille).

L'Ame et le Corps, par A. BINET, directeur de Laboratoire à la Sorbonne (6e mille).

Les grands Inspirés devant la Science, par le colonel BIOTTOT.

La Connaissance et l'Erreur, par ERNST MACH, profr à l'Université de Vienne.

L'Athéisme, par FÉLIX LE DANTEC, chargé de cours à la Sorbonne (10e mille).

Science et Conscience, par FÉLIX LE DANTEC (6e mille).

Science et Religion dans la Philosophie contemporaine, par EMILE BOUTROUX, membre de l'Institut (10e mille).

La Valeur de l'Art, par G. DUBUFE.

Psychologie de l'Éducation, par le Dr GUSTAVE LE BON (11e mille).

La Vie du Droit et l'impuissance des Lois, par J. CRUET, av. à la Cour d'appel.

Le Droit pur, par EDMOND PICARD, sénateur, professeur à l'Université de Bruxelles.

La Vie sociale, par ERNEST VAN BRUYSSEL, consul général de Belgique (6e mille).

L'Allemagne moderne, par H. LICHTENBERGER, profr adj. à la Sorbonne (10e mille).

Les Démocraties antiques, par A. CROISET, membre de l'Institut (6e mille).

Le Japon moderne, son Évolution, par LUDOVIC NAUDEAU (6e mille).

Les Névroses, par le Dr PIERRE JANET, profr au Collège de France (6e mille).

La Naissance de l'Intelligence, par le Dr GEORGES BOHN (40 figures).

Le Crime et la Société, par le Dr J. MAXWELL, substitut du Procureur gal à Paris.

Les Idées modernes sur les enfants, par A. BINET, directeur de laboratoire à la Sorbonne (6e mille).

L'Evolution des Dogmes, par C. GUIGNEBERT, ché de Cours à la Sorbonne (6e mille).

La Formation des Légendes, par A. VAN GENNEP, dirr de la Revue d'Ethnographie.

Découvertes d'Histoire sociale, par le Vicomte GEORGES D'AVENEL (6e mille).

L'Evolution de la Mémoire, par H. PIÉRON, Mtre de Cons à l'Ecole des Htes-Etudes.

Philosophie de l'Expérience, par WILLIAM JAMES, profr à l'Université de Harvard.

L'Energie américaine, par FIRMIN ROZ.

La Démocratie et le Travail, par GABRIEL HANOTAUX, de l'Académie française.

Les Anciennes Démocraties des Pays-Bas, par HENRI PIRENNE, professeur à l'Université de Gand.

La Belgique moderne, par H. CHARRIAUT, chargé de mission par le Gouvernemt français.

La Psychologie politique et la Défense sociale, par le Dr GUSTAVE LE BON.

8258 — Paris. — Imp. Hemmerlé et Cie. — 5-10.

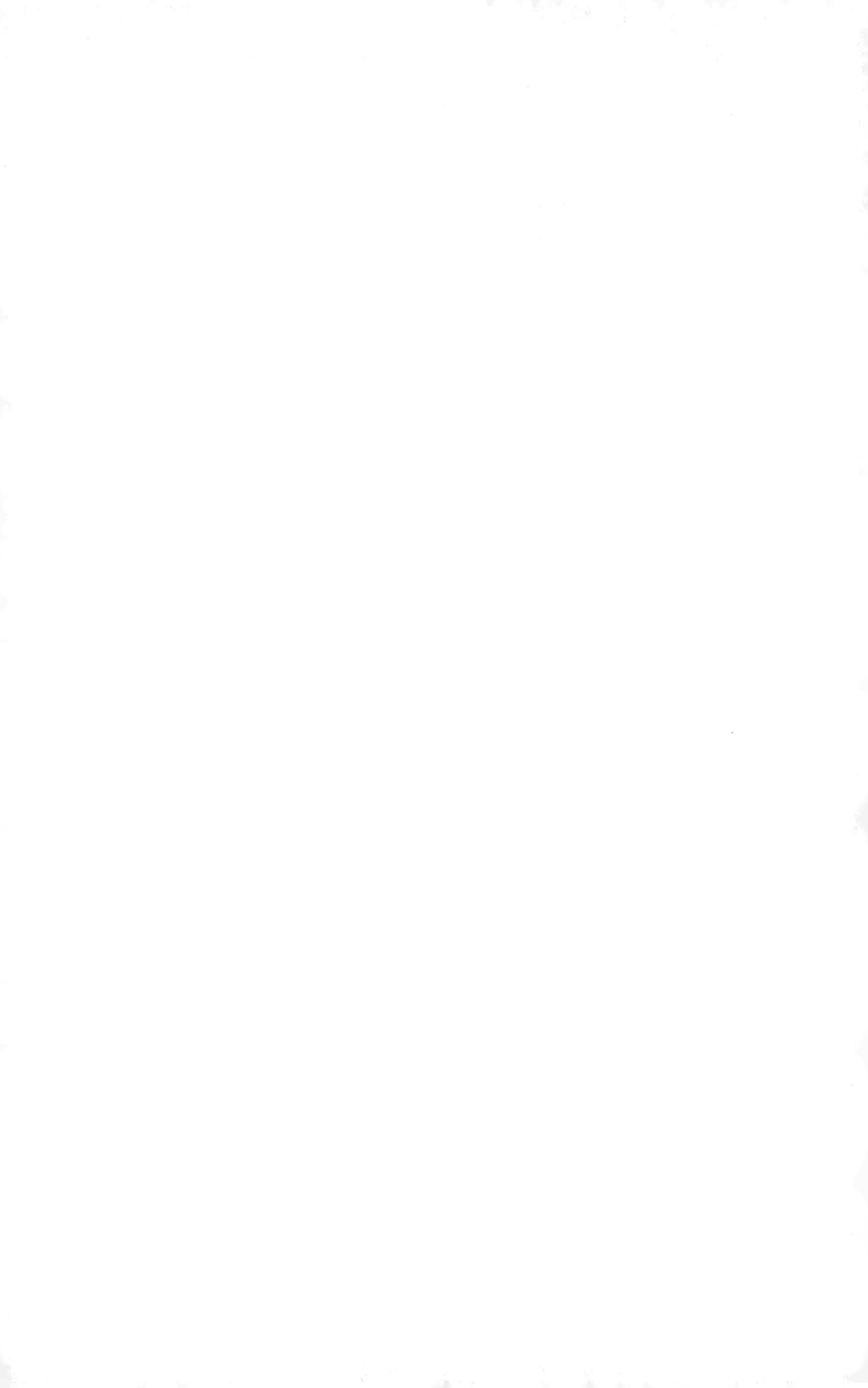